職場の発達障害

自閉スペクトラム症編

〔監修〕太田晴久
昭和大学附属烏山病院
発達障害医療研究所

JN156429

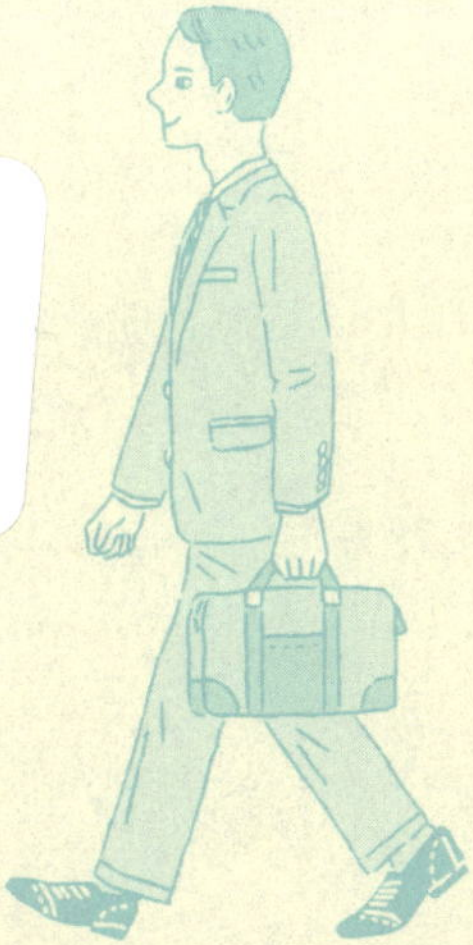

健康ライブラリースペシャル

講談社

まえがき

自閉スペクトラム症の人は、どんな仕事に向いていますか、と質問されることがあります。なにに向いているかは、障害の特性をそのまま振り返って考える必要があります。コミュニケーションをとるのが苦手で、変化にすごく弱い。その反面、地道に作業を続けていくのは得意で、ロジックや計算、人と接することなく自分で完結するような作業だったら得意です。ですから働く場所はあるはずです。

ところが職場でうまくいかないことが多い。自閉スペクトラム症の人の多くは、高学歴で知識があっても、障害枠での雇用になると事務補助のような仕事になりがちです。これは、企業が発達障害の人の生かし方を経験として積み重ねていないからではないでしょうか。なかには知的障害と混同していることもあります。自閉スペクトラム症の人は、仕事ができないのではなく、できること・できないことがとてもアンバランスなのです。

どんな仕事に向いているかを言うのは、現場の実情を知らない医療側からの提案だけでは不十分で、企業側が工夫し、「こういう仕事がある」と見つけられるところだと思います。また、発達障害があっても個人差があり、画一的に規定しすぎないほうがよいでしょう。

ご本人も、できないことがあっても自分を否定しないでほしいと思います。だれにでも苦手なことはあります。会話が続けられない、臨機応変に対応できない、ということだけで人間としての価値が決まるわけではありません。

昭和大学附属烏山病院では発達障害のデイケアをおこなっていて、本書はデイケアでおこなわれているプログラムも参考にして、より具体的に図解しました。

また、デイケアを担当されている五十嵐美紀先生（精神保健福祉士）と横井英樹先生（臨床心理士）に、監修へのご協力をいただきました。お二人のご助言のおかげで、現場の声を反映することができ、より実践的な内容を盛り込むことができました。

発達障害の特性は基本的には持続すると考えられています。しかしながら、苦手を補う工夫、自分に合った職場の環境、支援してくれる人との出会いなどにより、社会で活躍することは十分に可能です。社会に出て困難に直面している方や、発達障害の人への理解を深めたい企業の方もいらっしゃるはずです。本書がみなさまの参考になれば幸いです。

昭和大学附属烏山病院　発達障害医療研究所
太田晴久

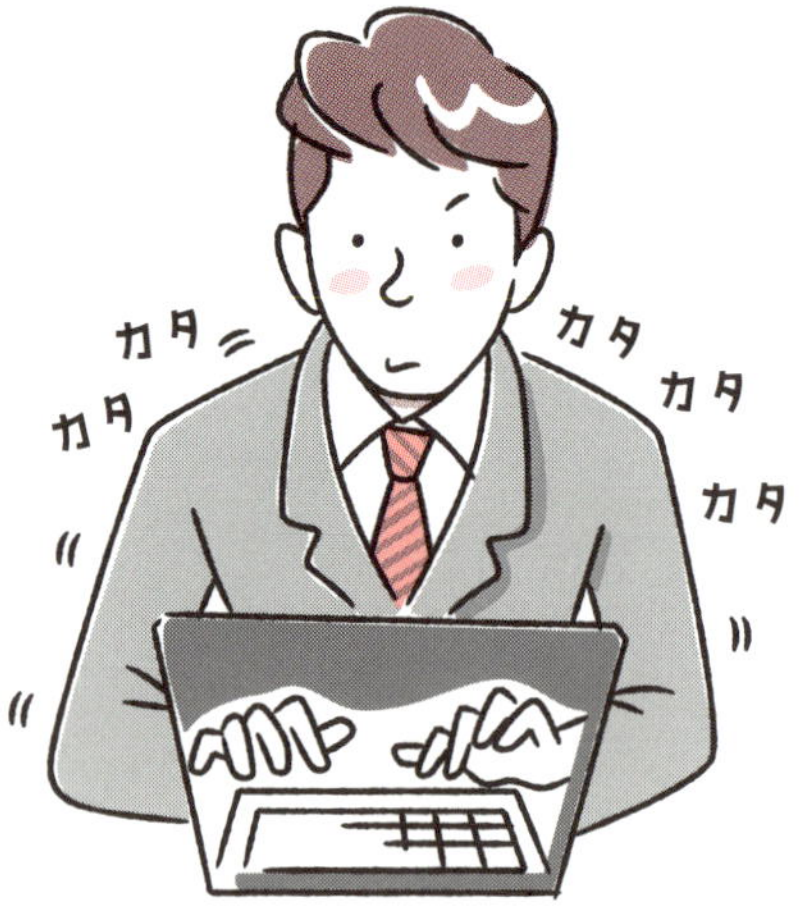
カタ
カタ
カタ
カタ
カタ

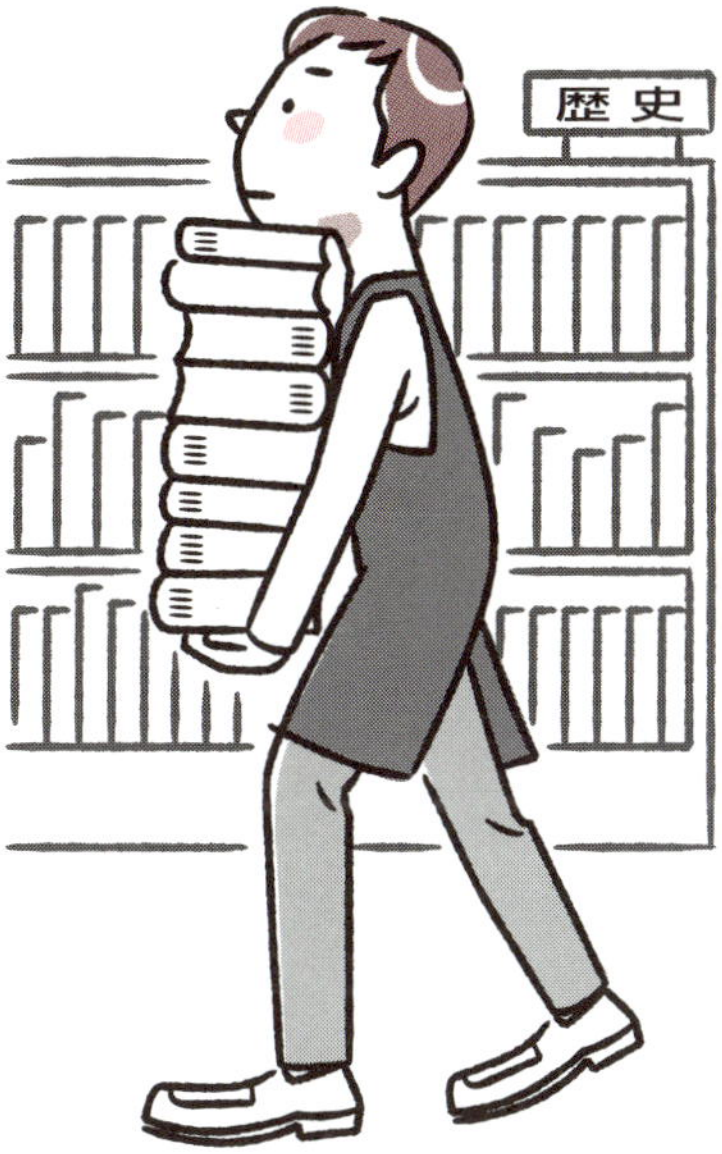

2 働きやすくするために仕事の進め方

3 働きやすくするために自己管理

4 職場の人へ特性を理解しよう

5 自分と医療ができること

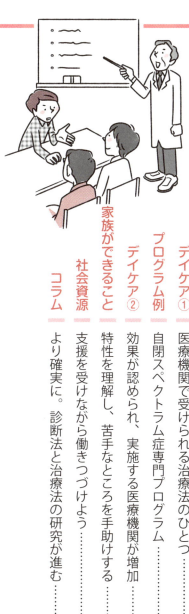

Aさんのケース
上司とコミュニケーションがうまくとれない

Aさんのプロフィール

27歳、男性
大学卒業後に就職したが、半年で退職。その後ひきこもっていた。自分は発達障害ではないかと受診。診断は自閉スペクトラム症

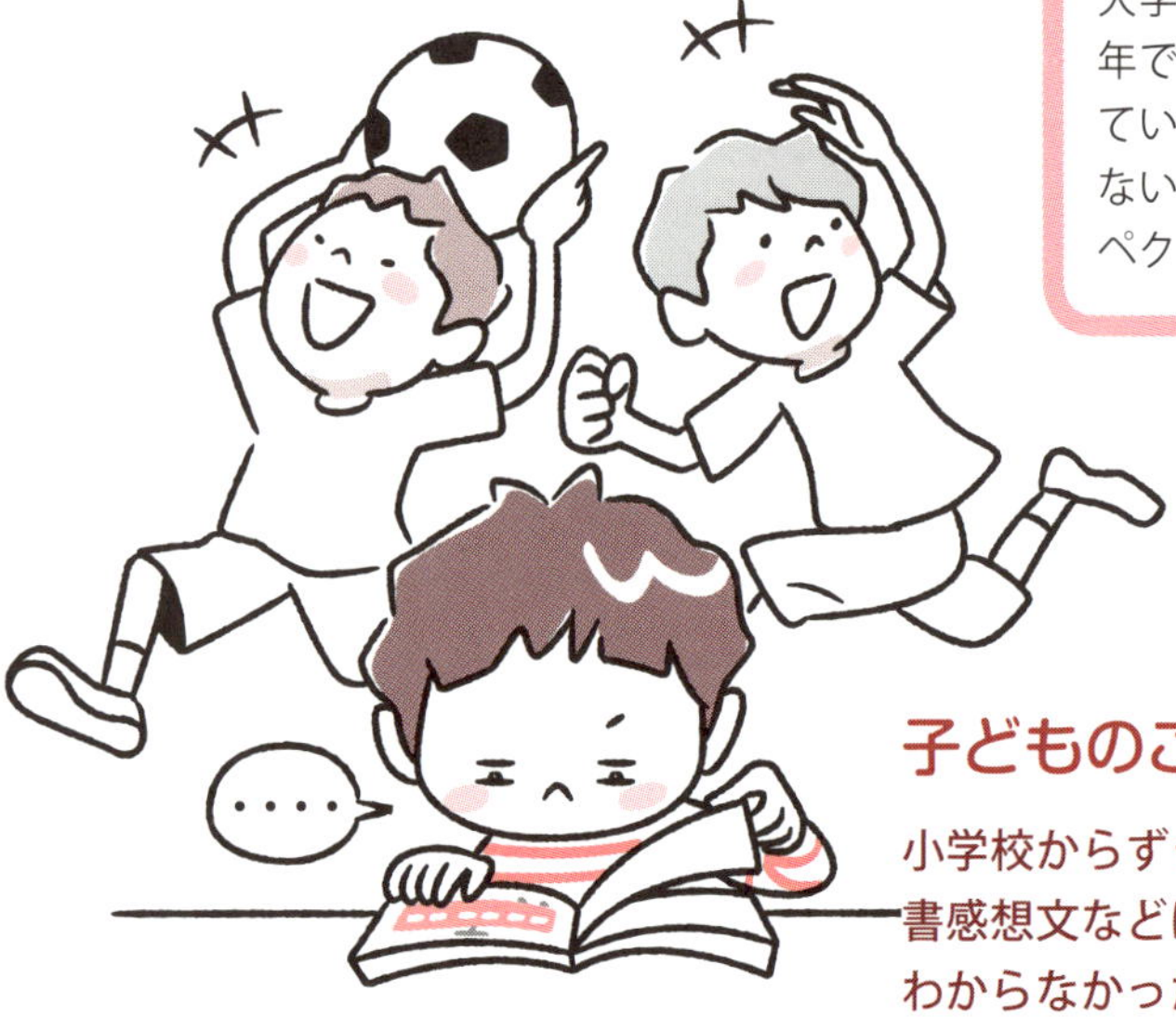

休み時間には、ひとりで読書をして過ごしていた

子どものころ

小学校からずっと成績優秀。ただ、読書感想文などは「なにを書いていいかわからなかった」という。友達はできず、いじめられていたこともあった

大学生になって

国立大学の理系に合格し、まじめに通った。友達もできたが、悩みを話せるほどではなかった

就職してから

研究所に勤務。大学で学んだことを生かせる職場だった

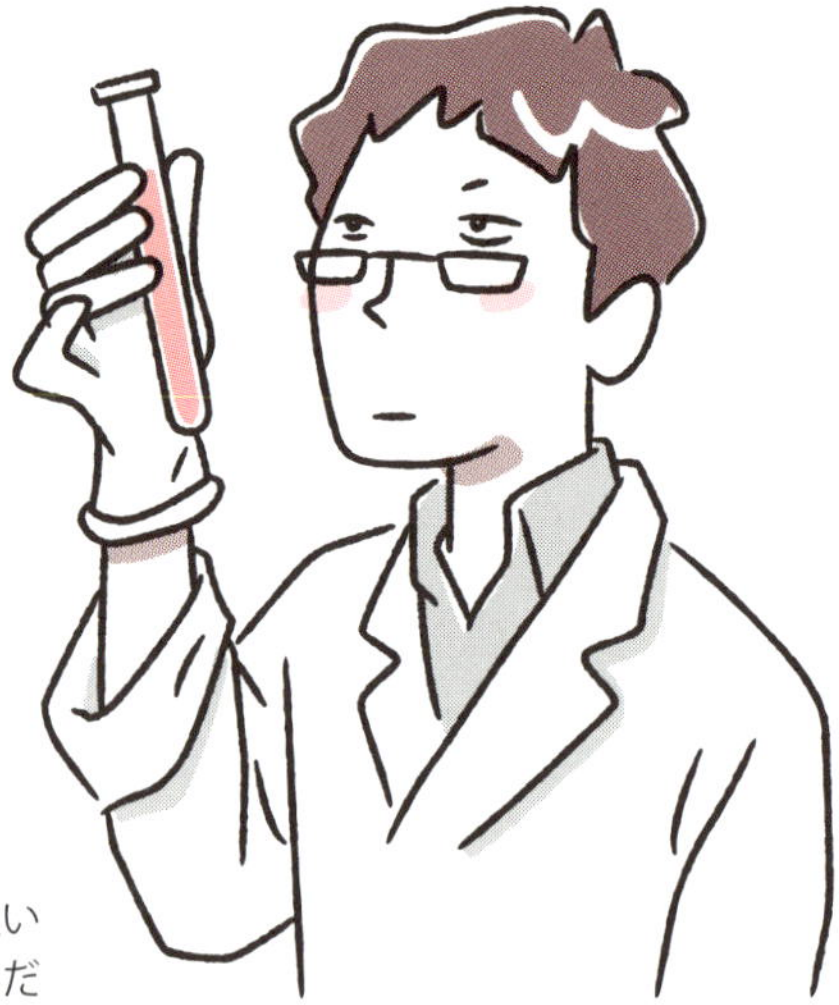

自分の好きなテーマを追いかけ、日々、研究に励んだ

上司に叱られてばかり

研究はできるものの「ホウレンソウ（報告・連絡・相談）」ができない。それがミスにつながり、上司に叱責されることが度重なって

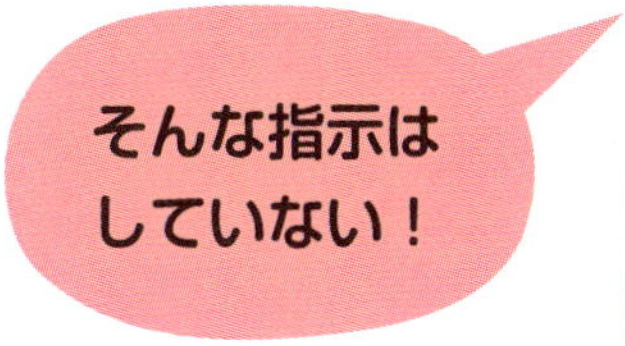

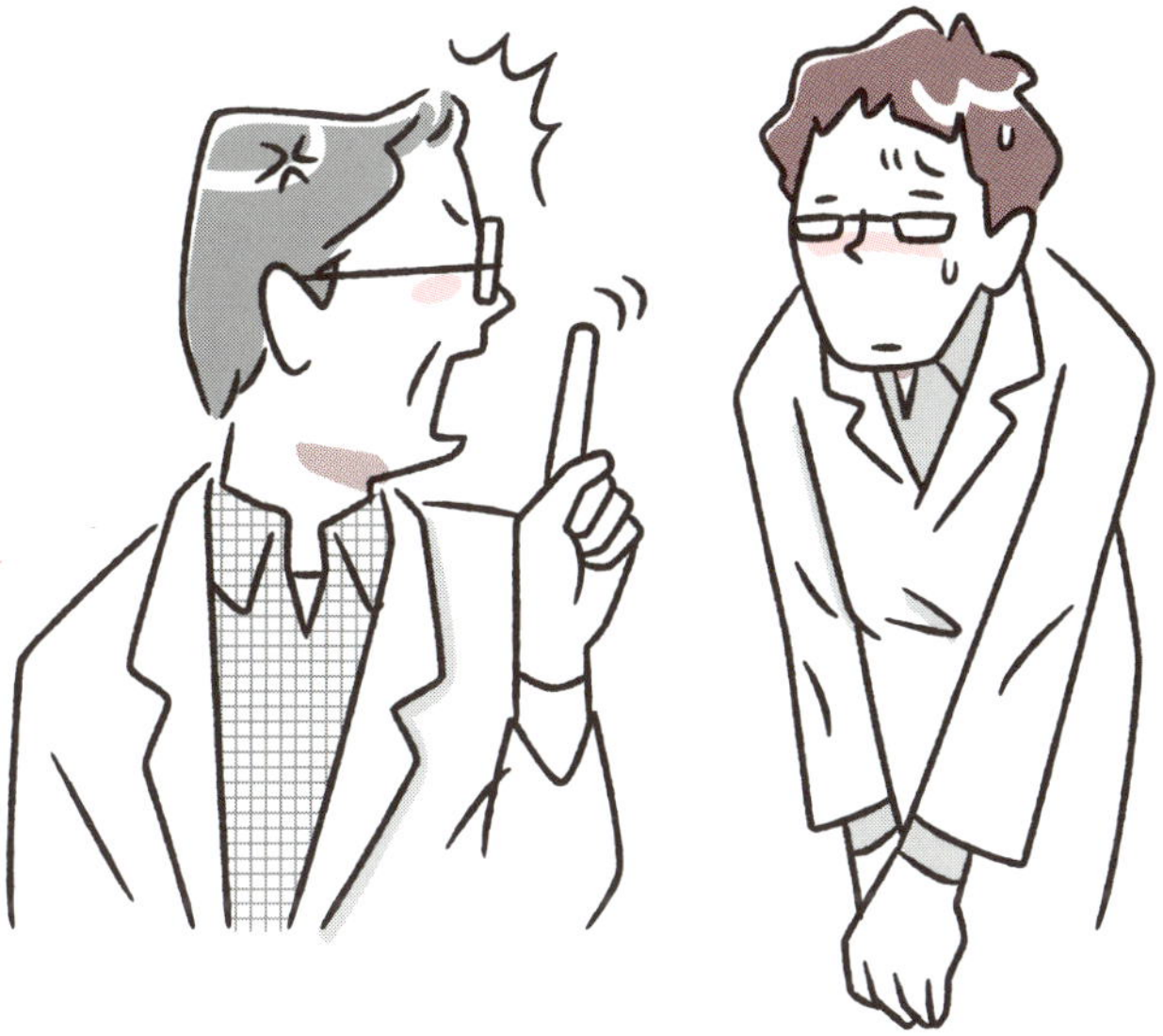

仕事が遅いというのも叱られる理由だった

疲れきってしまった

自分では一生懸命働いているつもりなのに、うまくいかない。上司からの叱責も厳しさが増し、半年たつころには仕事が手につかなくなっていた

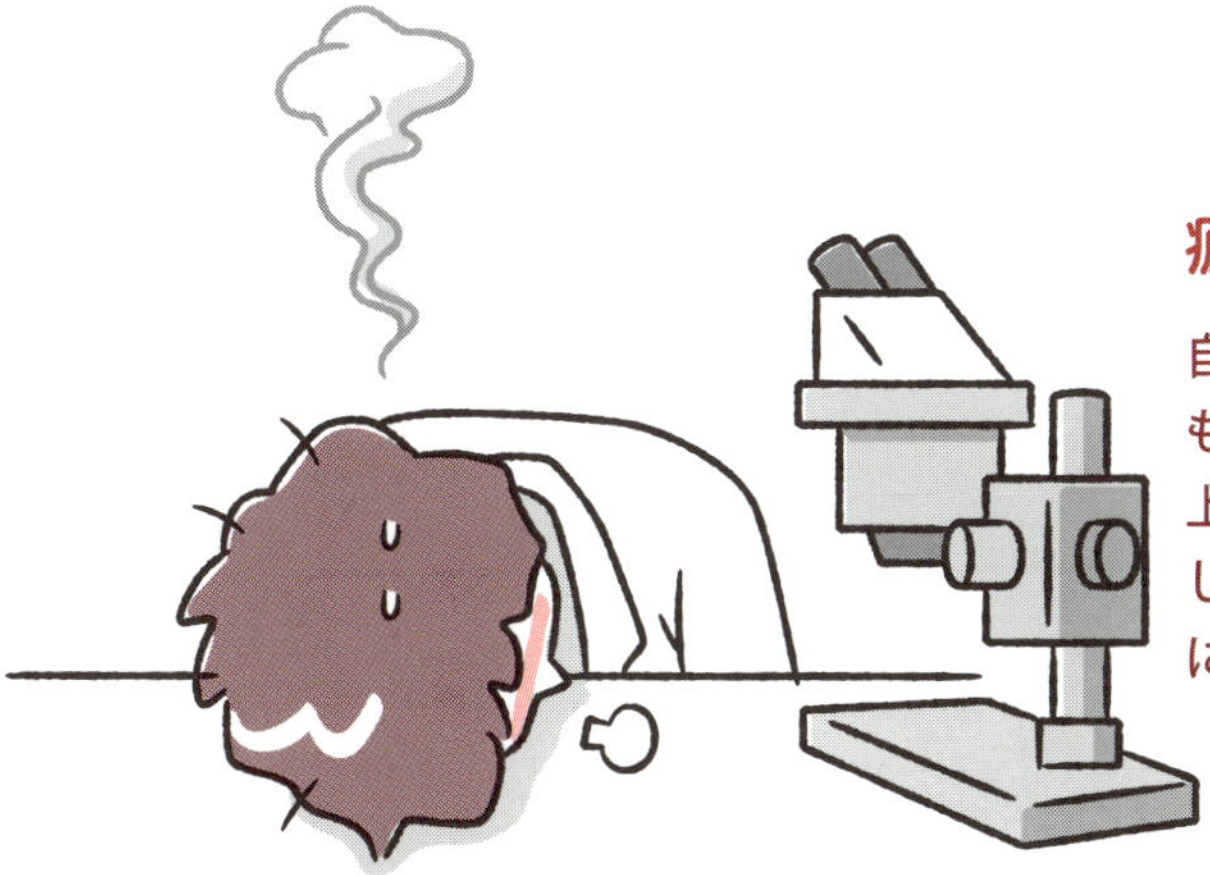

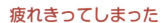

「もうがんばれない」と心が折れていった

不自然な笑顔は、自信のなさの表れのようだ

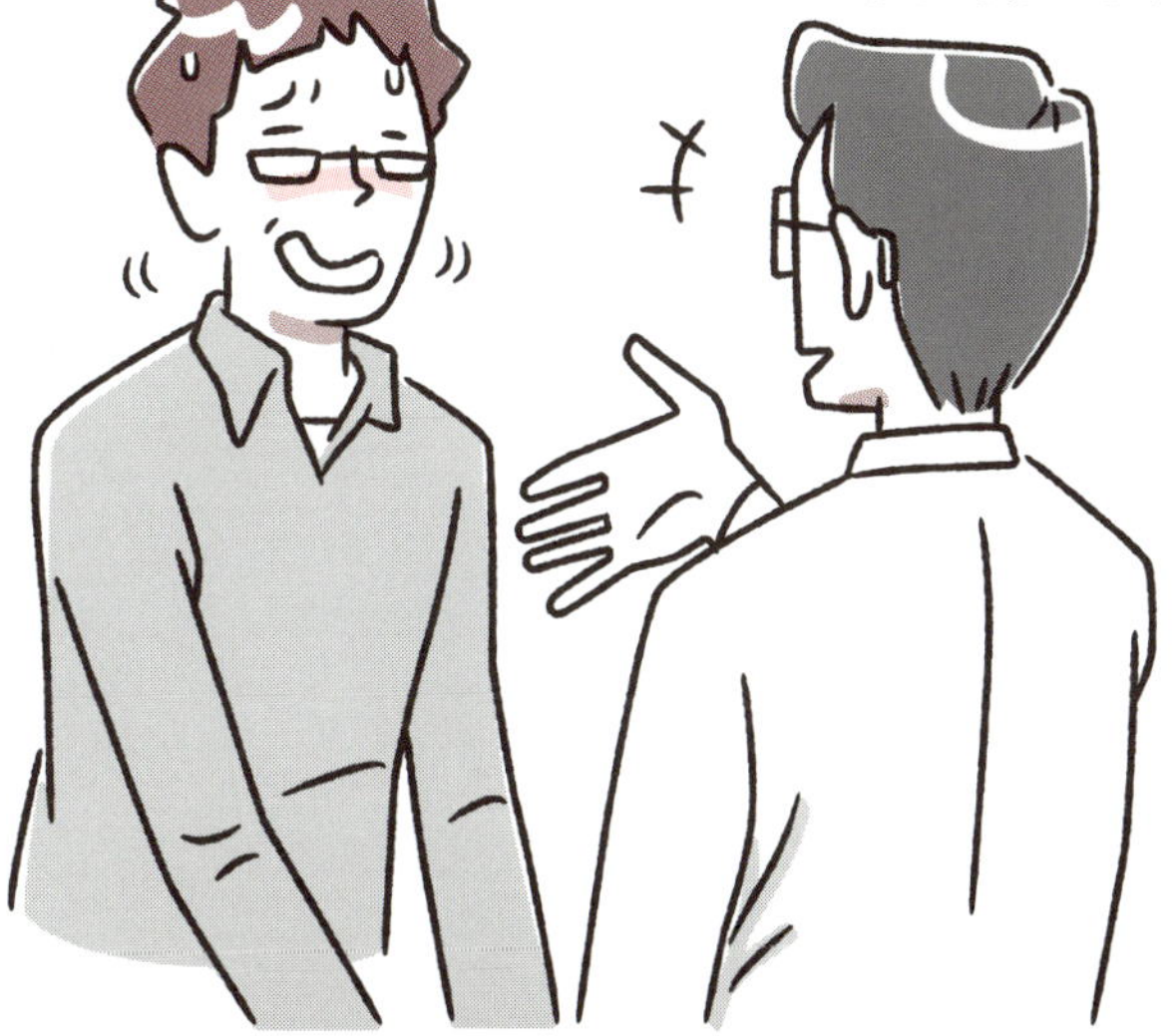

発達障害かもしれない……

退職して自宅にひきこもっているとき、テレビで発達障害について知り、自分のことではないかと感じて受診したという

自閉スペクトラム症の特性は主に三つ

自閉スペクトラム症とは

発達障害は、幼少期から発達の遅れが生じるもので、いくつかの種類があります。主な発達障害としては、右記の３つです。これらのうち、１つの特性だけでなく、複数の特性を併せもっている人が少なくありません。

自閉スペクトラム症は、かつてのアスペルガー障害と自閉症が中心です。これらを連続体（スペクトラム）としてとらえるようになりました。

自閉スペクトラム症には、大きく２つの特性があるとされますが、さらに3つめの特性も見逃せません。

発達障害

- 自閉スペクトラム症（ＡＳＤ）
- ＡＤＨＤ（注意欠如・多動症）
- ＬＤ（学習障害。正しくはSLD〈限局性学習症〉）

1 コミュニケーションや対人関係が苦手

社会性の障害です。典型的には、目が合わない、会話がなりたたない、あいまいな指示や言外の意味を理解することができないなど、コミュニケーションをとることが苦手です。仕事や対人関係に支障を来《きた》すことになりがちです。空気が読めない、常識がない、などといわれることもありますが、本人はどうしていいかわかりません。

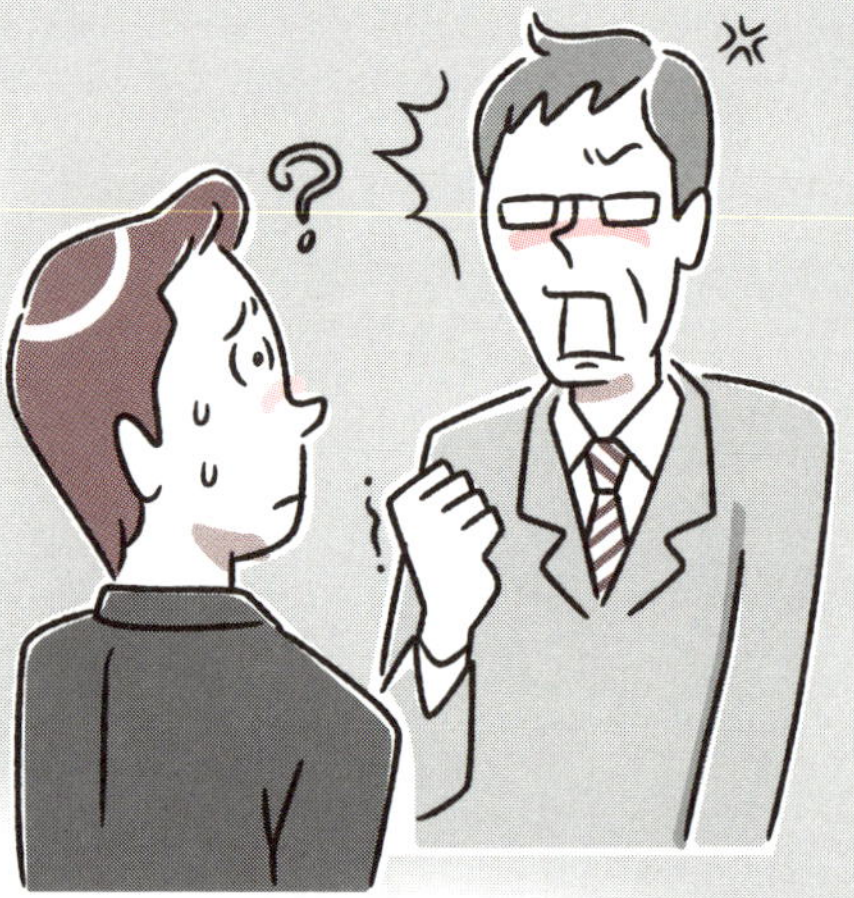

「あれ」「これ」など、あいまいな指示をされると、なにを指すのか想像できない。指示と違うことをして、叱られることに

2 興味の偏りやこだわりの強さ

興味や関心をもつものが限定的です。自分が興味をもったものには、とことんこだわり、集中します。状況の変化についていけません。ルーティンな作業はできますが、スケジュールが決まっていないような、臨機応変が要求される仕事は困難です。要領が悪い、がんこ、などといわれることがあります。

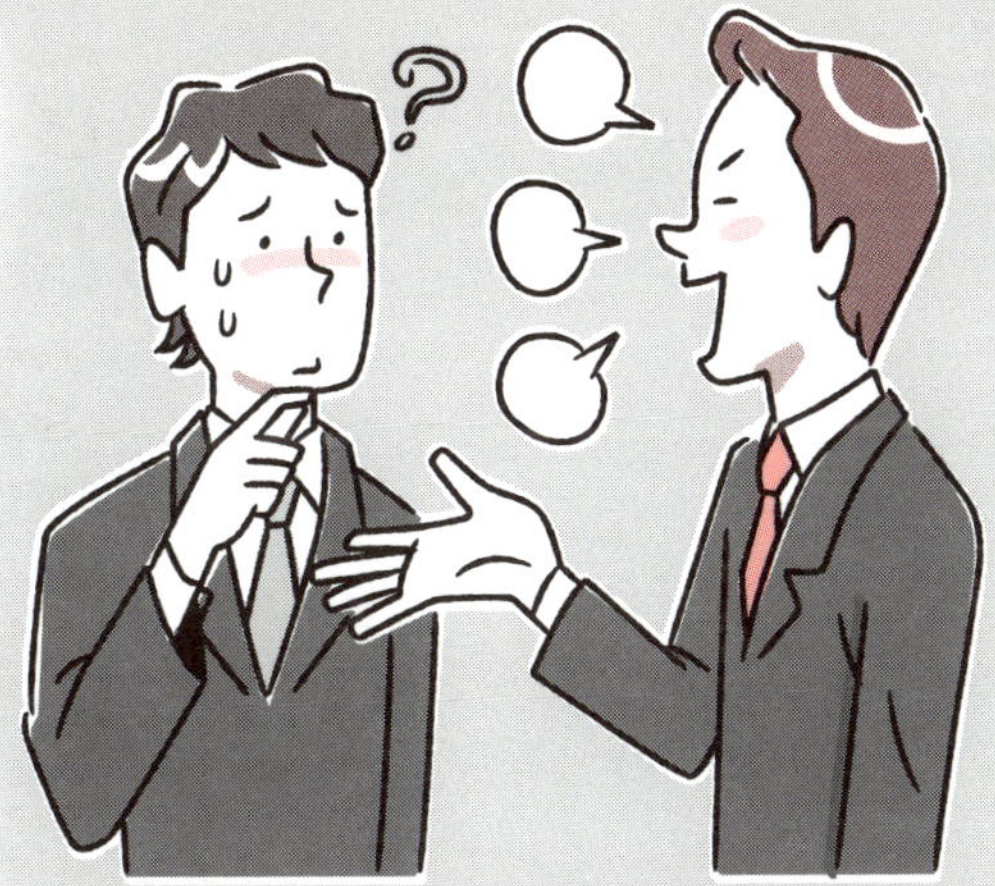

相手が興味のないことでも、自分の興味があれば延々と話しつづける。自説を述べて、意見をまげない人もいる

感覚の過敏性や動きのぎこちなさ

感覚過敏に関しては診断基準で上記の②に入っていますが、もっている人の多い特性です。音や光などへの過敏さがあります。反対に、鈍感な人もいます。また、手先の器用さが要求される作業や、手足を協調させる運動が苦手です。姿勢を保つことが難しい人もいます。仕事中にくずれた姿勢でいると、やる気がないと見られがちです。

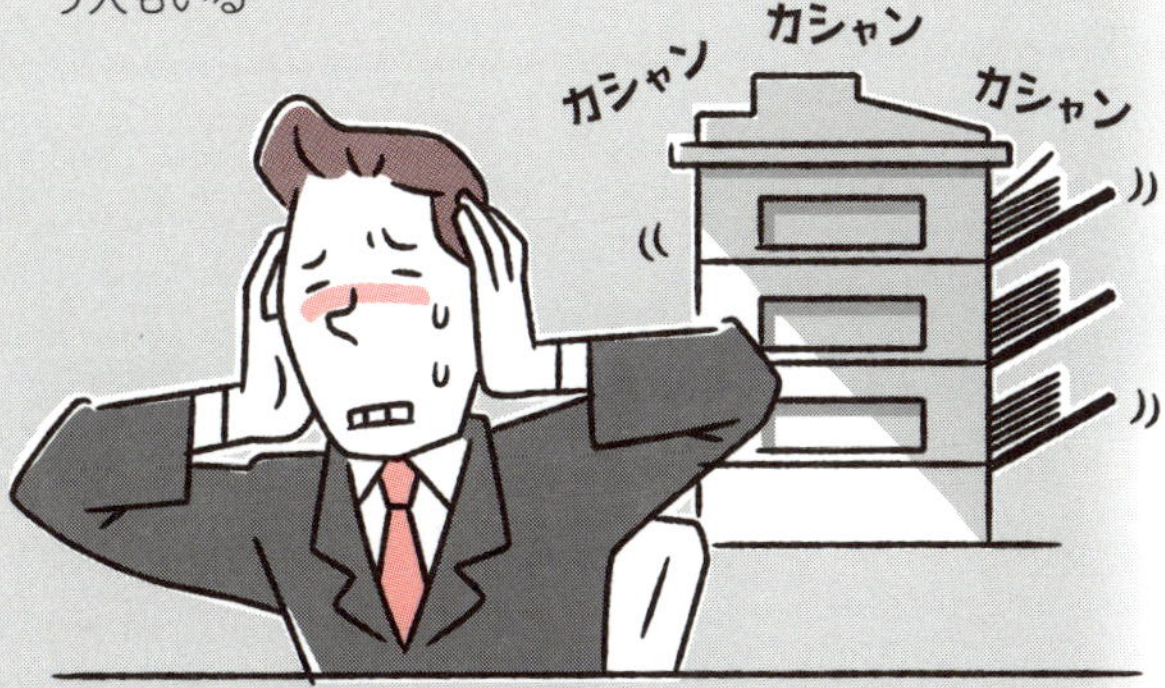

音に過敏。社内でコピーをとる音が耐えられないという人もいる

大人になってから困難に直面する

大人になってから発症することはない

誤解されがちですが、発達障害を大人になってから発症することはありません。発達障害は生来のもので、幼少期から特性はあったはずです。ただ、気づかれないまま大人になり、社会に出てから見つかることはあります。大人になってから気づかれるケースの多くが知的障害を伴いません。

学生時代には成績優秀だったという人が多く、コミュニケーションがうまくいかなくても、なんとかやりすごすことができました。ところが仕事に就くとさまざまなことが要求されるので、社会性の障害をもち興味が限定的でこだわりが強い自閉スペクトラム症の人は、困難に直面するのです。

困難に直面して気づく

学生のうちは大きな支障もなくすごせていても、就職して働きはじめると、さまざまな困難が起こってきます。

学校で習う勉強や知識以外に、いわゆる「常識」や「気配り」などが求められてくるからです。そこは自閉スペクトラム症の人にとって、もっとも苦手なところ。うまくいかないことはわかるのですが、なぜうまくいかないのか、どうすればよいのか途方に暮れることになります。ただ叱責されるだけ、排除されるだけだと感じ、自己否定感が強くなる人も少なくありません。

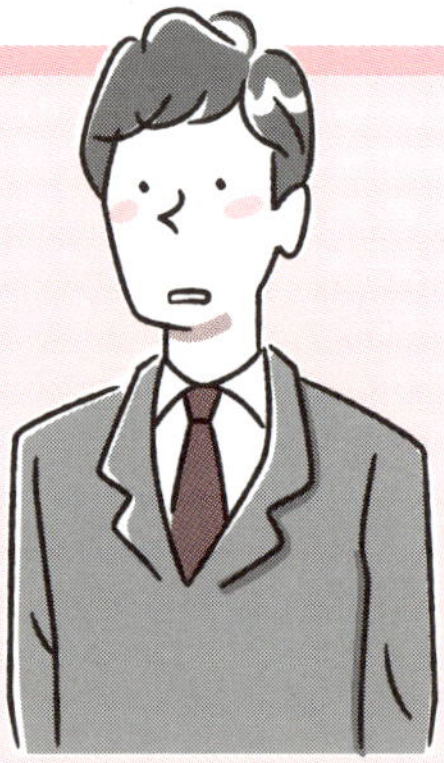

学生時代から「なにか人と違う」と感じていて、「発達障害ではないか」と受診する人が増えている

自閉スペクトラム症と診断された年齢（烏山病院の例）

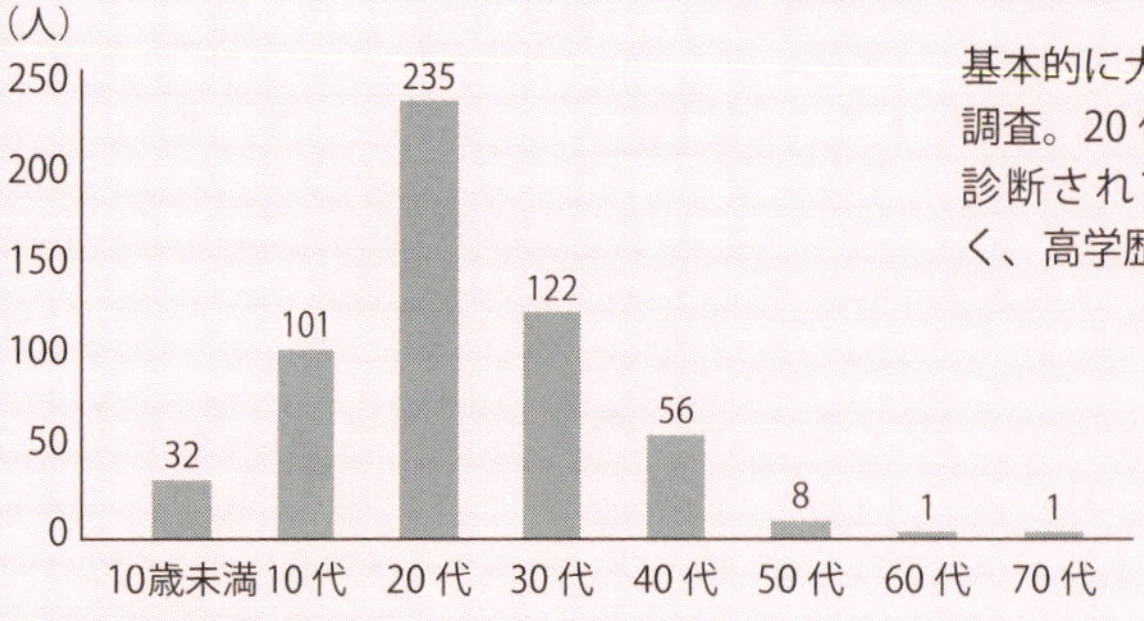

（人）
250
200
150
100
50
0
32
101
235
122
56
8
1
1
10歳未満
10代
20代
30代
40代
50代
60代
70代

基本的に大人を対象にした調査。20代～30代前半で診断されていることが多く、高学歴の人も多い

学童期に見つかるのは

知的障害の重さが、診断される時期に影響する。早く発見されれば、療育などの支援が受けられる

学生のうちはやりすごせていた

知的障害がなく、症状が軽度だった場合、学業に支障を来すことはあまりありません。成績優秀だったという人も多くいます。

学業以外では、友達がいないなど、コミュニケーションの障害はありました。しかし、ひとり遊びを好むように見えたり、場にそぐわないことを言っても「天然な人」などと言われたりしてすんでいたのです。

また、同じ遊びばかりする、興味をもつものが限られているなど、自閉スペクトラム症の特性があっても、それが発達障害ゆえと気づくのは難しいでしょう。

特定のことに深い知識をもつなど、学業面ではプラスになることもある

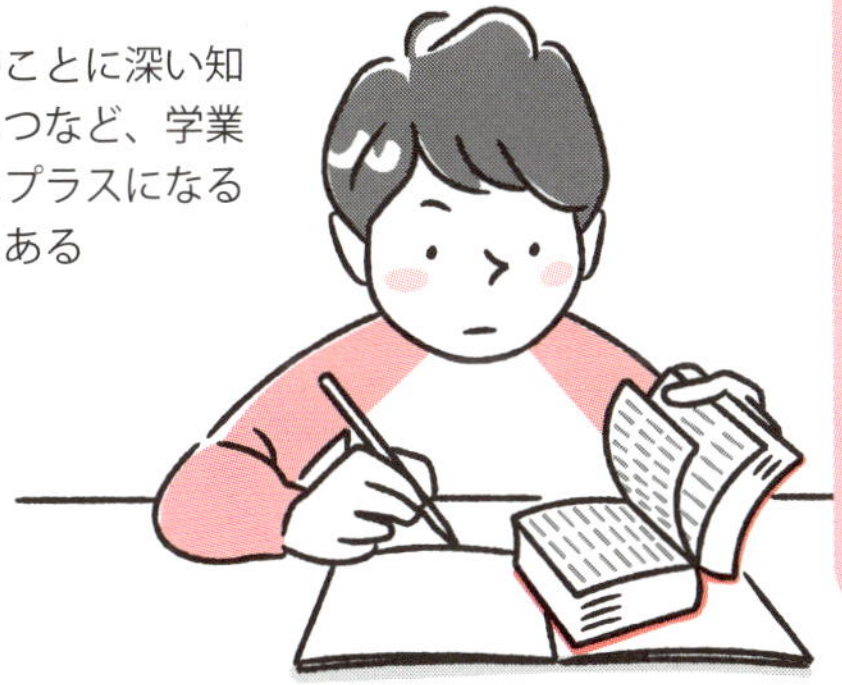

二次障害に結びつくことも

知的障害がない自閉スペクトラム症は、見ただけでは障害があることがわかりません。そのため、特性によるミスや人間関係のトラブルが、本人のやる気のなさや意識の低さととらえられてしまいがちです。本人も失敗続き、叱責続きで、気持ちが落ち込み、自責感や無力感から、うつ病などを引き起こすことがあります。

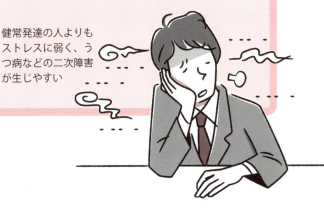

健常発達の人よりもストレスに弱く、うつ病などの二次障害が生じやすい

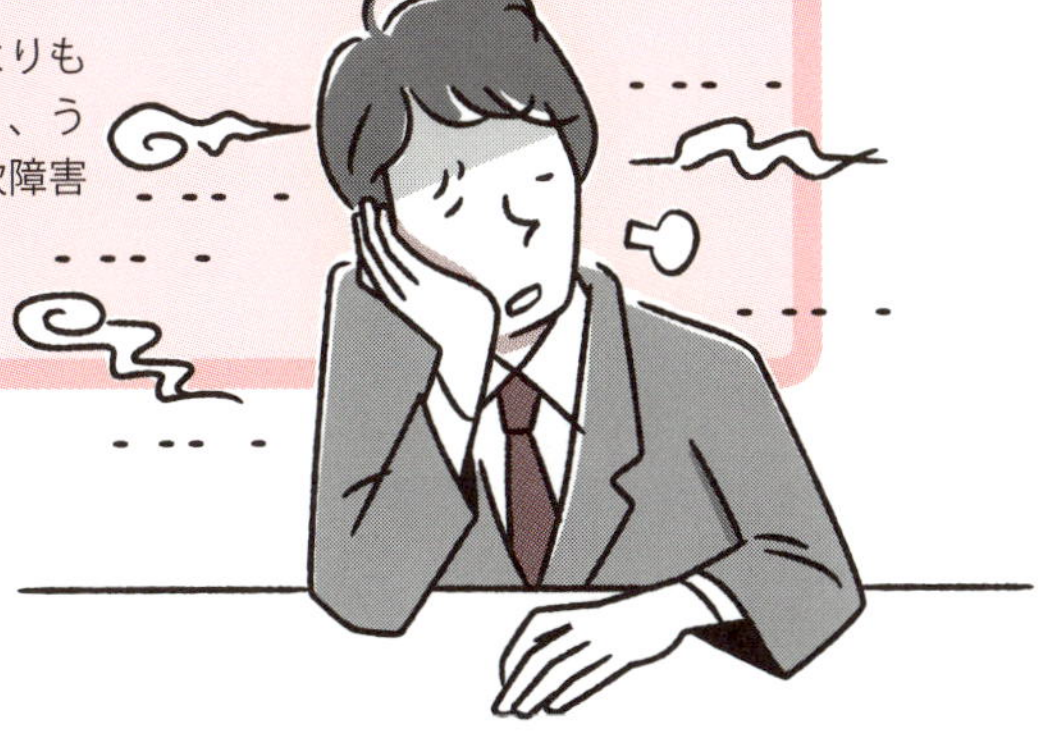

うつ病

主症状は、気分の落ち込み、無力感、空虚感といった「抑うつ」気分。意欲が減退し、好きなこともできなくなる。肩こりや頭痛などの身体症状があることも。抑うつが2週間以上続くと、うつ病と診断される。自殺の危険もあるので、治療が必要

不安障害

常に不安感にとらわれ、仕事や家事ができなくなる。動悸や不眠などの身体症状も。人前で過度な緊張をする社交不安障害がみられることがある。確認をくり返す強迫性障害を引き起こす人もいるが、こだわりの特性と間違われやすい

優れた点もたくさんもっている

自閉スペクトラム症の長所

仕事上での困難さがあるのは、なにもできないからではありません。能力のアンバランスで、できることとできないことの差が大きいということです。自閉スペクトラム症の特性は、職場ではマイナスにもプラスにもなりえます。

自分を否定しないで、優れている特性に目を向けてみましょう。

論理的な思考

ものごとを筋道立てて考える論理的な思考が優れている

記憶力が抜群

興味があることへは集中し、記憶する。一度覚えたことは忘れない。視覚情報を見たまま記憶する人もいる

継続して取り組む

流行や雰囲気に流されず、コツコツと仕事を継続できる

まじめ

うそをつけず、正直。まじめに取り組む

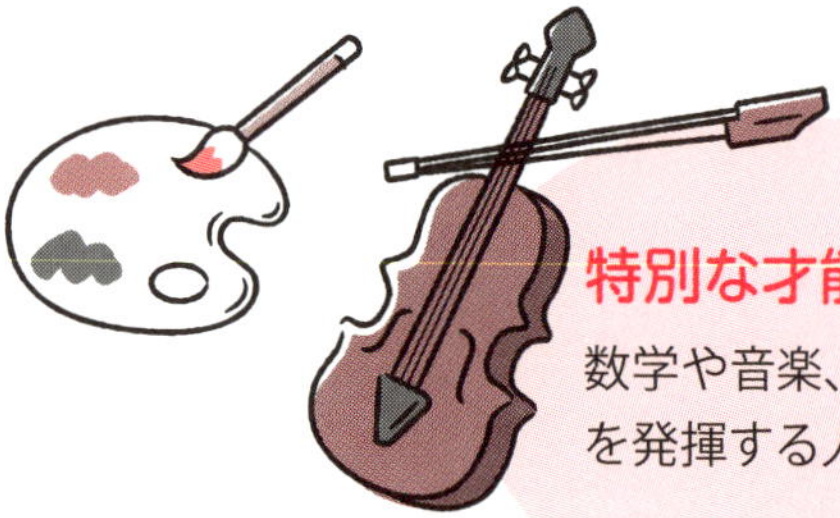

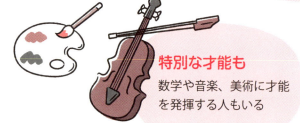

特別な才能も

数学や音楽、美術に才能を発揮する人もいる

ルールを守る

規則に従順。正義感が強い

情報収集力がある

難しい論文でも読みこなしたりする

自閉スペクトラム症の特性は人によって千差万別で、大きく違う。自分の長所は、ほかにあるかもしれない

1

働きやすくするために：
対人コミュニケーション

「会話がうまくできない」
「なぜか相手を怒らせる」と
悩んでいるなら
スキルとしてコミュニケーション法を
身につけてしまいましょう。

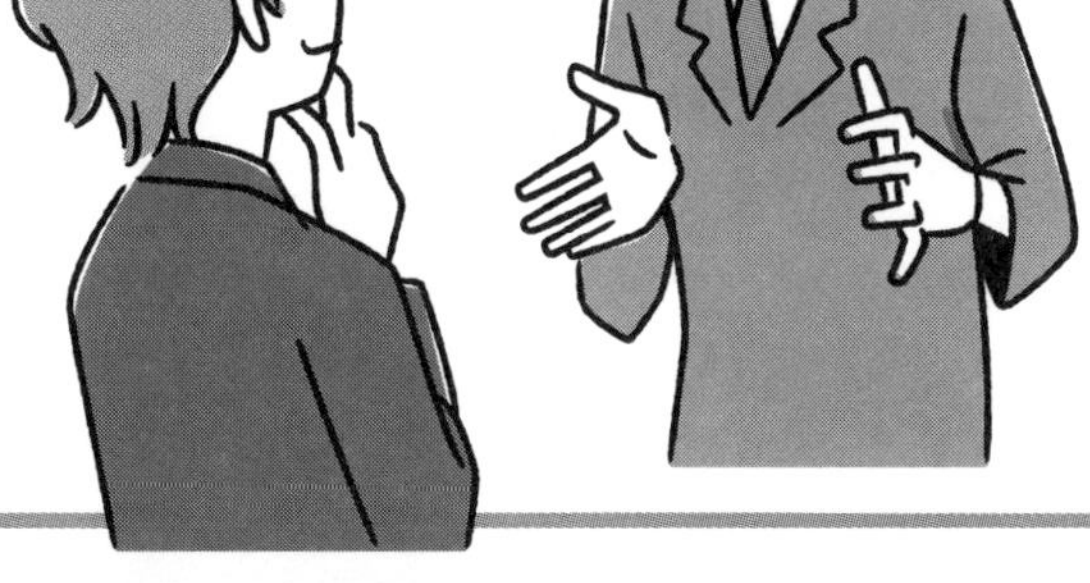

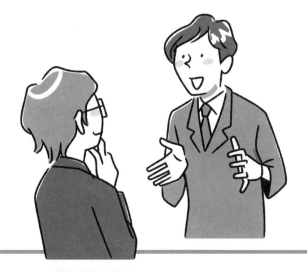

困難

対人関係とコミュニケーションの障害

対人関係はほぼコミュニケーションをもとに成り立ちます。ところが自閉スペクトラム症では、これがもっとも苦手。興味の偏りやこだわりの強さもあるので、困難を極めます。

困難の例

　職場の上司や同僚などとのコミュニケーションがうまくとれず、対人関係での困難があります。

悪意がないのに相手を怒らせる

本人は感じたまま、見たままを言ったのに、相手が突然怒り出す。理由もわからず、戸惑うばかり

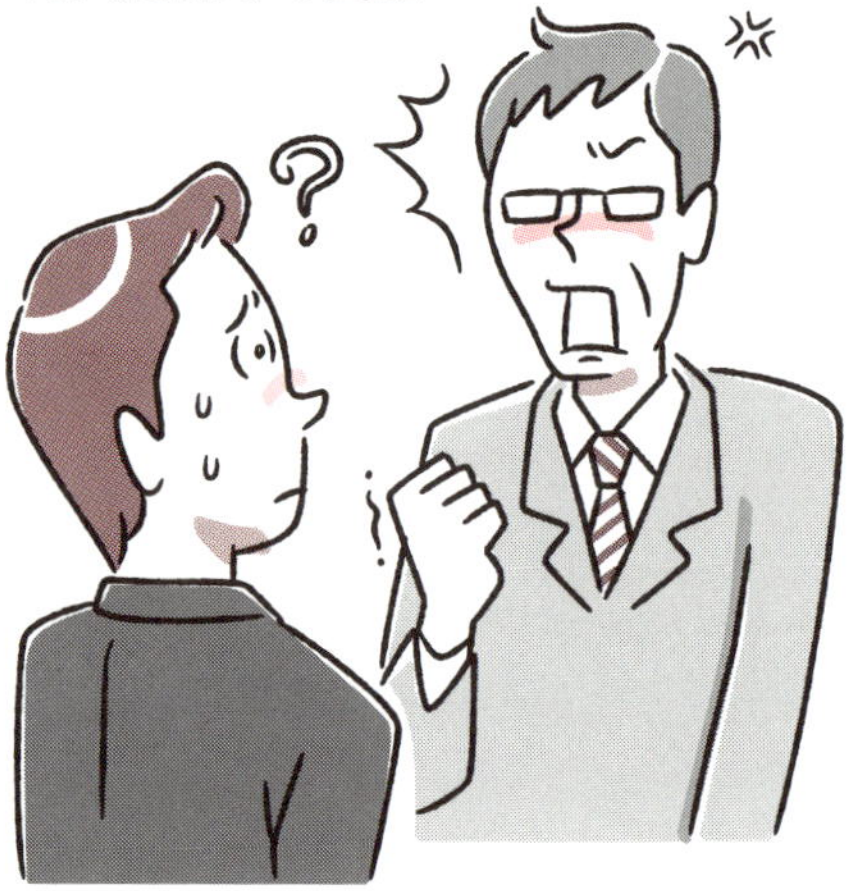

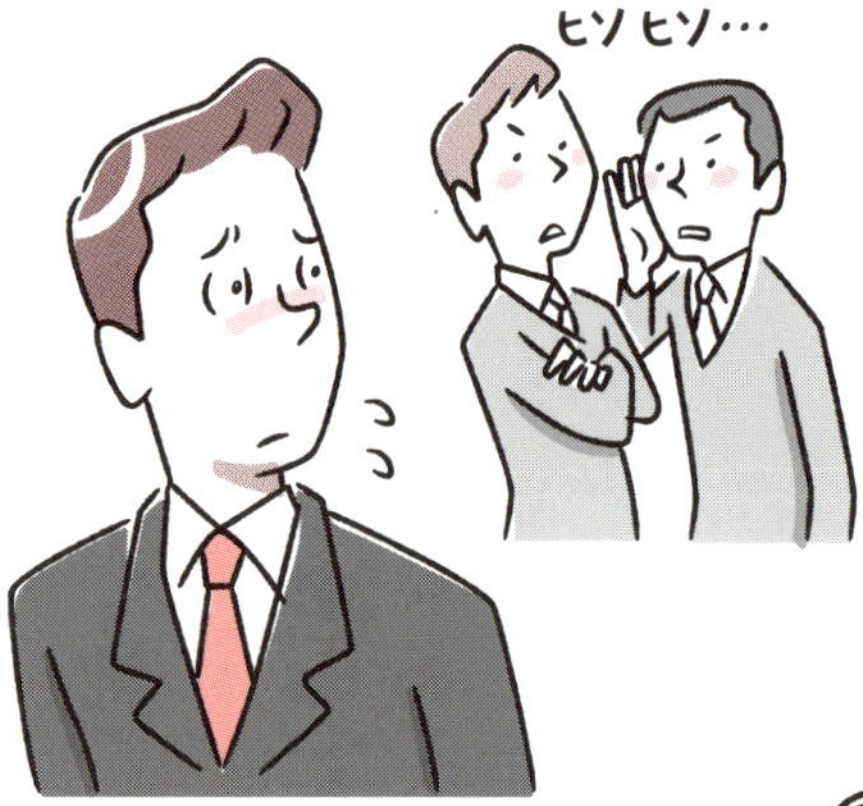

「自己中心的」「生意気」と言われる

本人はそのつもりがないのに、上から目線でものを言った、わがまま勝手なことをしたと、周囲から不本意な評価をされ、排除される

指示の意図が理解できない

上司は「あれ、なるべく早くやっといて」などと指示をするが、なにをいつまでにやればいいのか理解できない。怒られるかもと思うと質問できない。また、指示は理解できるけれど状況と結びつかないことも多い

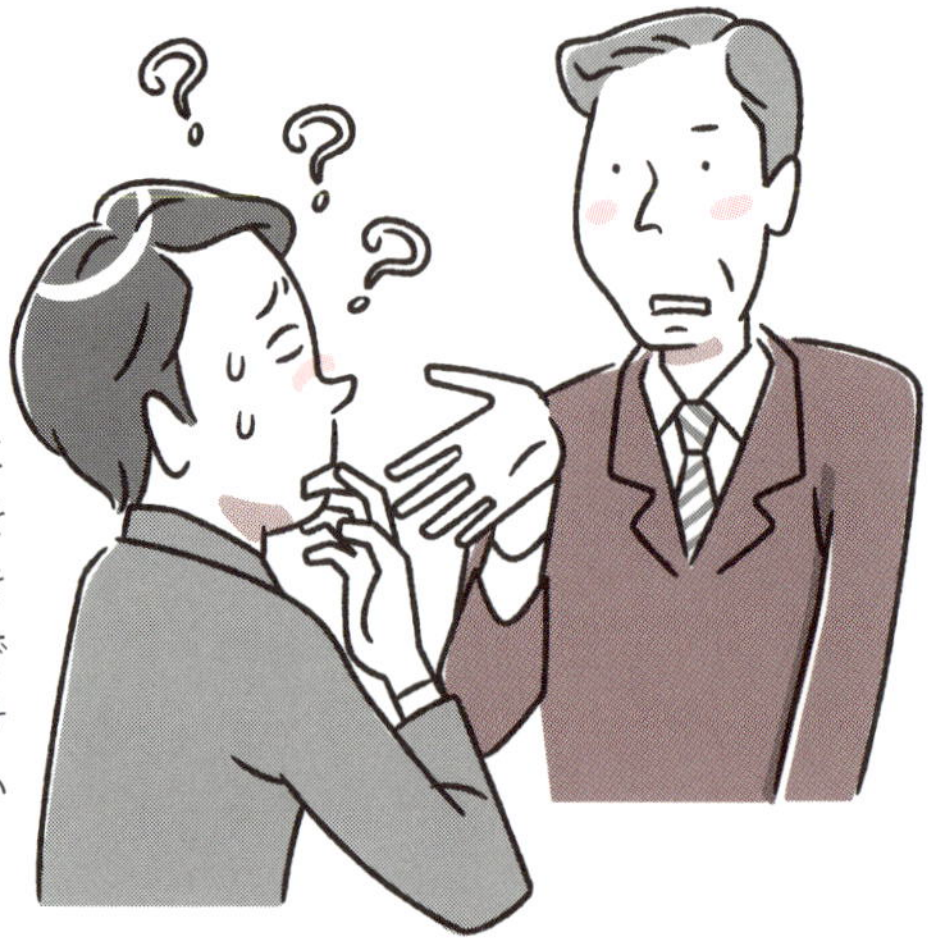

自閉スペクトラム症の特性による困難

自閉スペクトラム症の人が職場で困難をかかえるのは、その特性が大きく関わっています。

コミュニケーションや対人関係が苦手

仕事を進めるには、適切なコミュニケーションと良好な対人関係が不可欠。ここが苦手だと、仕事以外の面にも支障を来します。

字義どおりにしか他者の発言を理解できない

皮肉や冗談が通じない。言葉として聞こえたままを理解する

視線が合いにくく表情変化も不自然

会話中に視線が合わない。感情が表情に出ず、つくり笑顔だったりする

意識せずに失礼なことを言ってしまう

悪意はないのに、「太っていますね」などと見たまま、感じたままを言葉にする

相手の表情や声のトーンから感情を読み取ることができない

言葉以外の情報を受け取れないので、相手の気持ちがわからない

＋

興味の偏りやこだわりの強さ

興味をもつものが限られているうえ、同じことをやりつづけようとします。

自分なりの興味に固執してしまう

相手の興味がない話題でも、自分が好きなことなら話しつづけてとまらない

相手の考えや感情を想像できない

自閉スペクトラム症があると、相手の考えていることが想像できず、意図を取り違えたり、含意が伝わらなかったりします。ここには、興味の偏りやこだわりの強さも関わっています。

根本にあるのは、他人をあまり意識できないこと。ただ、自分の心身の状態をあまり意識できないこともあります。

言葉以外のコミュニケーションもある

一概にコミュニケーションといっても、伝え合う手段は言葉だけではありません。表情や声、態度など、言葉以外の非言語コミュニケーションによって伝わるものはたくさんあります。

コミュニケーションとは相手とのやりとり

コミュニケーションというと、言葉をやりとりすることと考えるかもしれません。しかし、コミュニケーションには、言葉によるコミュニケーション（言語的コミュニケーション）だけでなく、言葉以外で伝え合う非言語コミュニケーションがあります。

非言語コミュニケーションによって伝わる情報はたくさんあり、言語的コミュニケーションより多いのです。

ところが自閉スペクトラム症では、言葉以外の情報をとらえるのが苦手。まず、非言語コミュニケーションという手段があることを意識しましょう。

伝え合うこと

コミュニケーションでやりとりするのは、言語的な情報だけではありません。気持ちや感情も重要な情報として伝え合います。

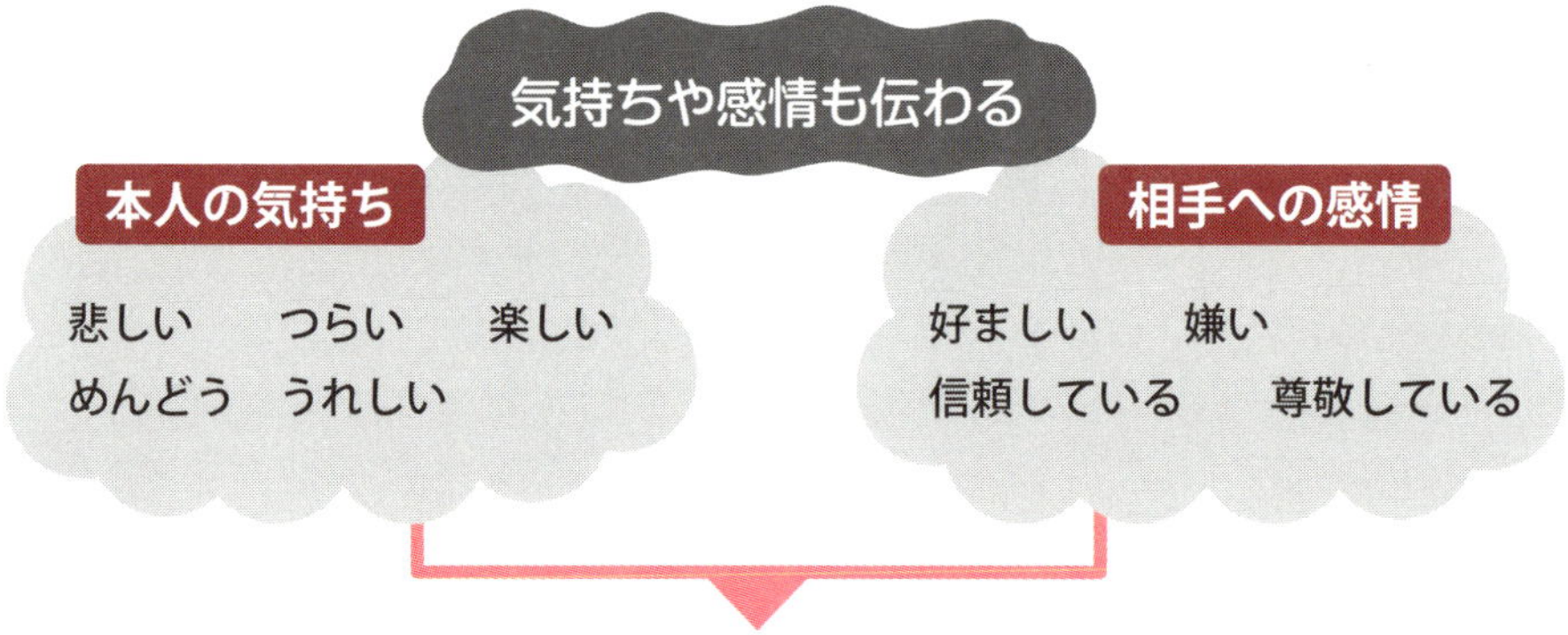
気持ちや感情も伝わる
本人の気持ち
悲しい　つらい　楽しい
めんどう　うれしい
相手への感情
好ましい　嫌い
信頼している　尊敬している

目に見えない

非言語コミュニケーションで伝わることは多い。自分の気持ちや相手に対してもった感情の本音も伝わってしまう。しかし、目には見えにくいものだから、自閉スペクトラム症の人は、受け取るのが苦手

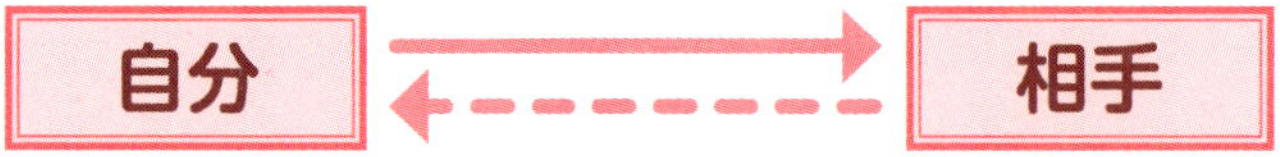
自分
相手

非言語コミュニケーションとは

表情、声など、あらゆる行動が非言語コミュニケーションになります。非言語コミュニケーションを補うものとして、言語的コミュニケーションがあると考えます。

言語的コミュニケーション

言葉

補うもの

非言語コミュニケーション

顔の表情

無表情になりがちなので注意。練習（→Ｐ27）をするうちに慣れて自然な笑顔になる P 26

声（高さ、大きさ、テンポ）

低い声、大声、早口にならないよう、明るい声でゆっくりめに話すとよい 左コラム

動作・しぐさ

手振り・身振りがあると通じやすいが、オーバーアクションにする必要はない P 24

目の動き

会話中に相手の目（のあたり）を見るようにしたい P 19

姿勢

くずれた姿勢では、やる気のない印象になる P 33

相手との距離

職場の人と話すときには、距離が近すぎないように注意 P 20

服装

ＴＰＯに合った服装は、好意的なメッセージ。合わないと否定的なメッセージになりかねない P 52

声の大きさに注意

自閉スペクトラム症の人のなかには、とても大きな声で話す人がいます。小さすぎる人もいます。職場では不適切な場合もあるので、要注意。気になるなら、上司か同僚に、「声、大き（小さ）すぎますか？」と確認しましょう。

話をすると、相手がひいているなら大きすぎるのかも

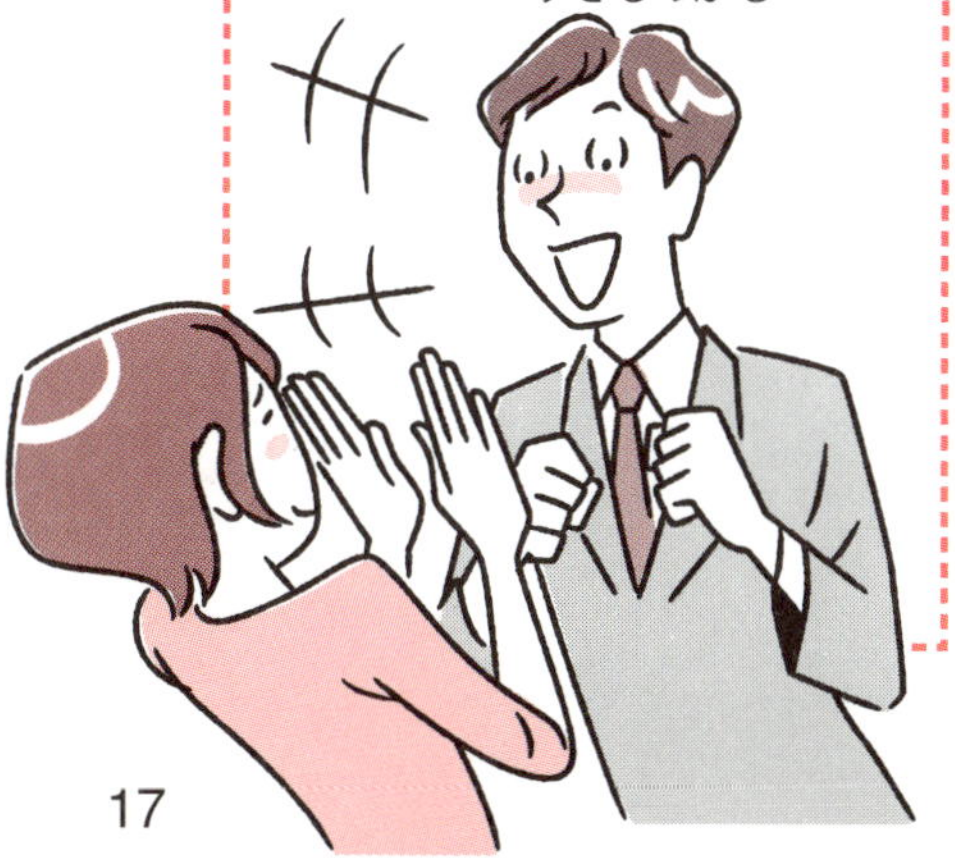

スタート

あいさつの基本スキルを覚えてしまおう

職場で良好な対人関係を築く第一歩はあいさつ。時間によって適切なあいさつの言葉があります。また、相手によって頭の下げ方が違います。スキルとして覚えてしまいましょう。

会話を始める前にあいさつをする

出勤していきなり「この書類は」などと本題を話すものではありません。朝には「おはようございます」とあいさつしてから、会話を始めます。あいさつをされたら、あいさつをして返します。「おはよう」の返事は「はい」ではなく、「おはようございます」です。

あいさつをする際には、頭を下げます。深く下げるほどよいというわけではなく、相手や状況によって頭を下げる角度が違います。

また、社内で知っている人とすれ違ったときも、無反応はいけません。無視したことになるからです。無言でもよいので、軽く頭を下げます。

おじぎをプラス

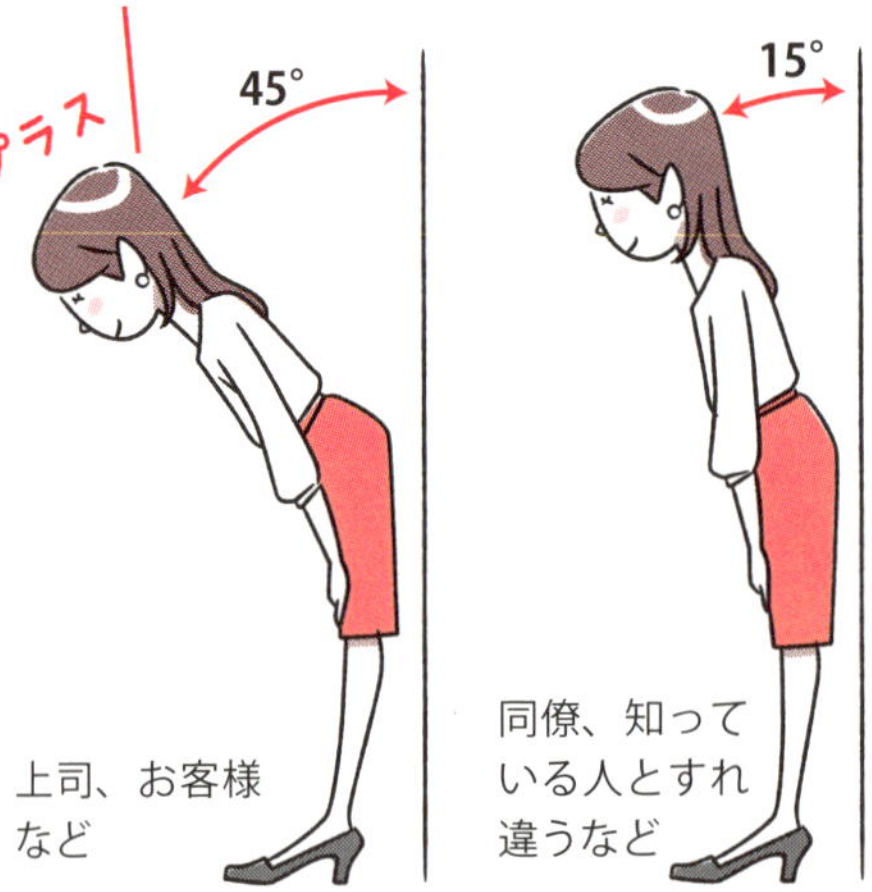

上司、お客様など

同僚、知っている人とすれ違うなど

時間別あいさつ

あいさつの言葉は、時間によって違います。1日のうち、同じ相手に同じあいさつは1回だけです。

1日のうち

朝出勤してから　**おはようございます**

11時ごろ　**こんにちは**

午後5時ごろ（夏は7時ごろ）　**こんばんは**

ひと言プラス

昨日はありがとうございました

ミスを助けてもらった翌日など

いいお天気ですね

晴天のとき。あいさつにひと言プラスしたいとき、天気の話は無難

3つのスキル

印象のよいあいさつをするには3つのスキルがあります。最初はこのうち1つを意識してみましょう。慣れてきたら、さらにもう1つとり入れます。

1 視線を合わせる

会話をする相手の目を見る。苦手な人は目の少し下を見ると、相手は視線が合っているように感じる。それでも苦手な人は、下図の枠の中を見るようにするとよい

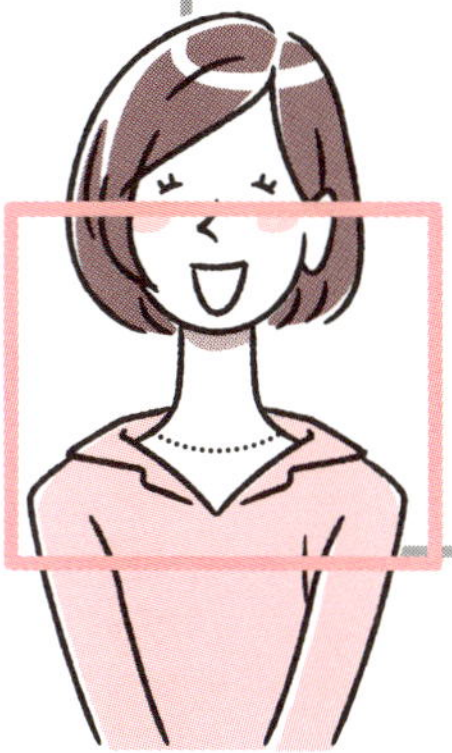

視線を合わせることをアイコンタクトといい、相手に敵意をもっていないという意思表示になる

2 明るい表情

暗い顔でごにょごにょ言うのではあいさつにならない。あいさつをするときには、少し笑顔ぐらいがちょうどよい。口角（口の両端）を少し上げると笑顔になる。できない人は練習しよう→P 27

明るい表情であいさつされた人は、明るい気分になる

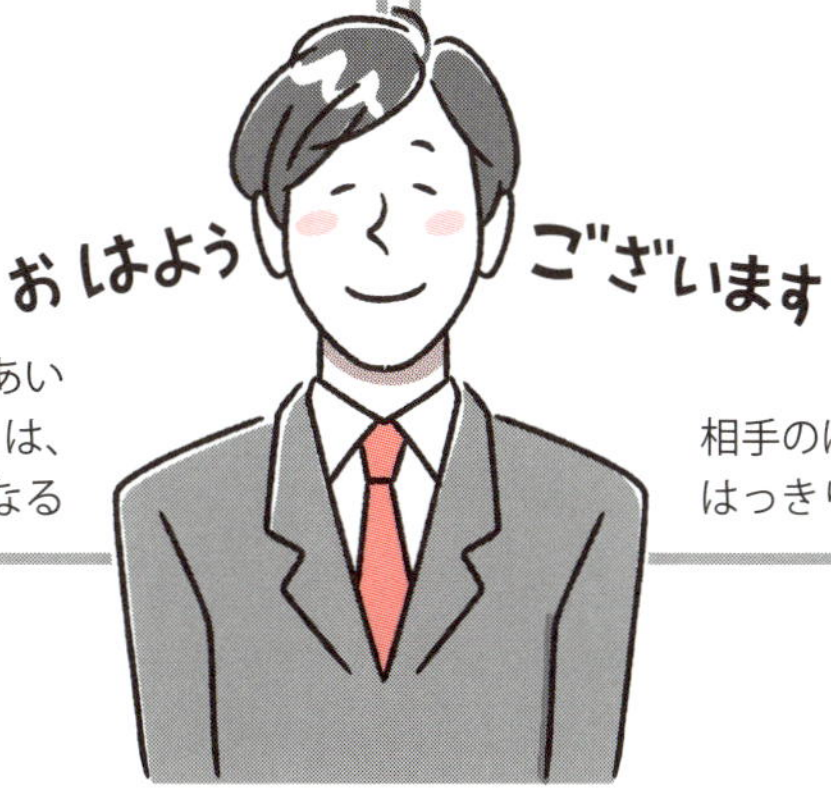

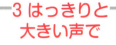

3 はっきりと大きい声で

大きめの声ではっきりと発音すると元気な印象になる。出勤して席に着くときなら、向かいの人と両隣の人にあいさつをする

相手のほうを向いてはっきり言う

やりすぎに注意

じっと見つめつづけるのは失礼

会話中には、相手のどこか1点を見つめつづけないで、ときどき視線をはずす。ただし上図の枠の中で

無理に笑顔をつくらなくてよい

無理やり笑顔をつくると片方の口角だけ上がるなど、不自然になる。まずは笑顔をつくる練習を

フロアじゅうの人に言わなくてよい

フロア全体に響くような大声で言わない。わからなければ上司や同僚に確認する（→P 17）

話しかけるタイミングを間違えない

会話を始めるには、まず相手が会話のできる状況かどうかを確認します。急ぎの仕事や集中する仕事をしているときに話しかけたら、相手にめいわくをかけます。

自分の都合ではなく相手の様子を見る

自分から話しかける状況とは、話す必要があるときと、自分が話したいときの二つです。話す必要があるときには、相手に「今、ちょっとよろしいでしょうか」などと確認します。

自分が話したいときは、多くが自分の趣味や興味があることに関する話なので、相手にとっては雑談に近い内容です。こうした雑談は休憩時間に話すのが適切です。仕事に関して話したいときは、やはり「今、お話ししていいですか」などと相手に確認してから会話を始めます。

いきなり話しはじめると

指示された仕事の内容がわからないなど、急いで聞きたいと思っても、いきなり質問を始めるのは避けましょう。

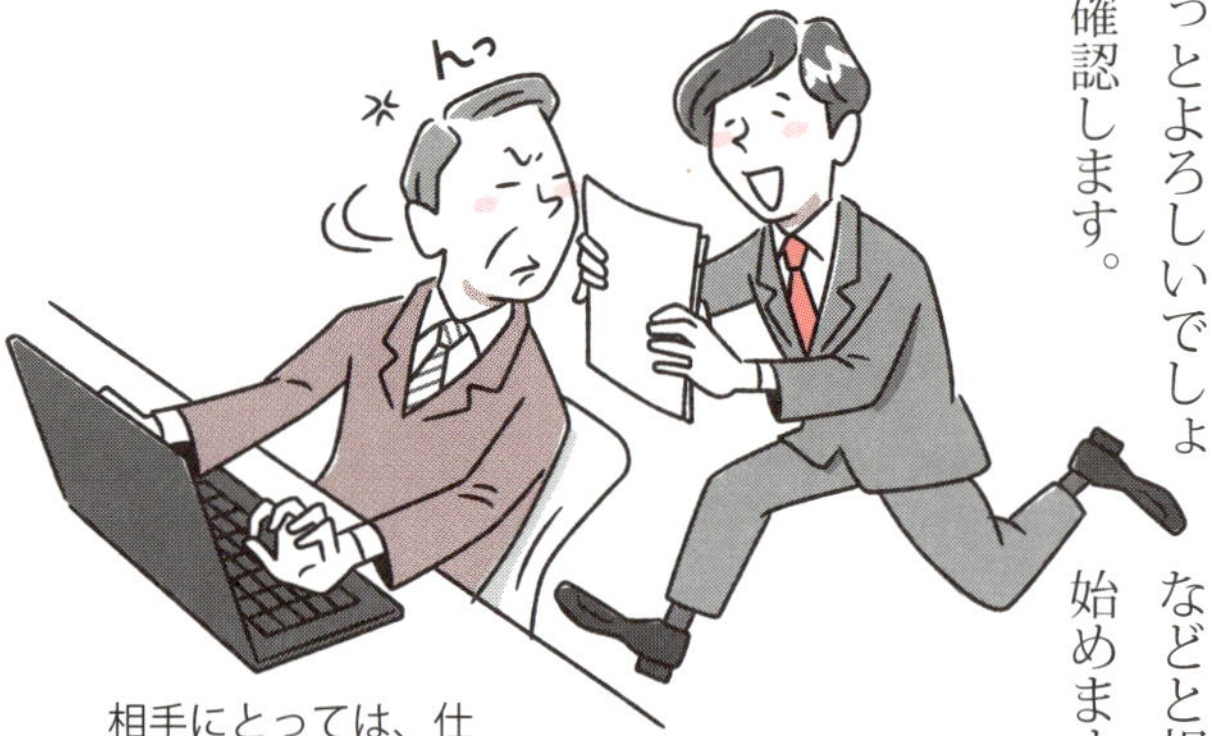

相手にとっては、仕事の手を止めさせられたことになる

怒らせることも

中断すると困る仕事をしていたときに話しかけると、怒らせることもある

相手との距離に注意

雑談をするときに、相手にぴったり寄り添うように近づいて話す人がいます。家族や恋人なら近距離で話してもかまいませんが、職場では、あまり近い距離での会話は相手を不快にさせます。

会話する相手とは一メートルは離れましょう。

あまりにも近いと、相手は圧迫感や不快感を覚える

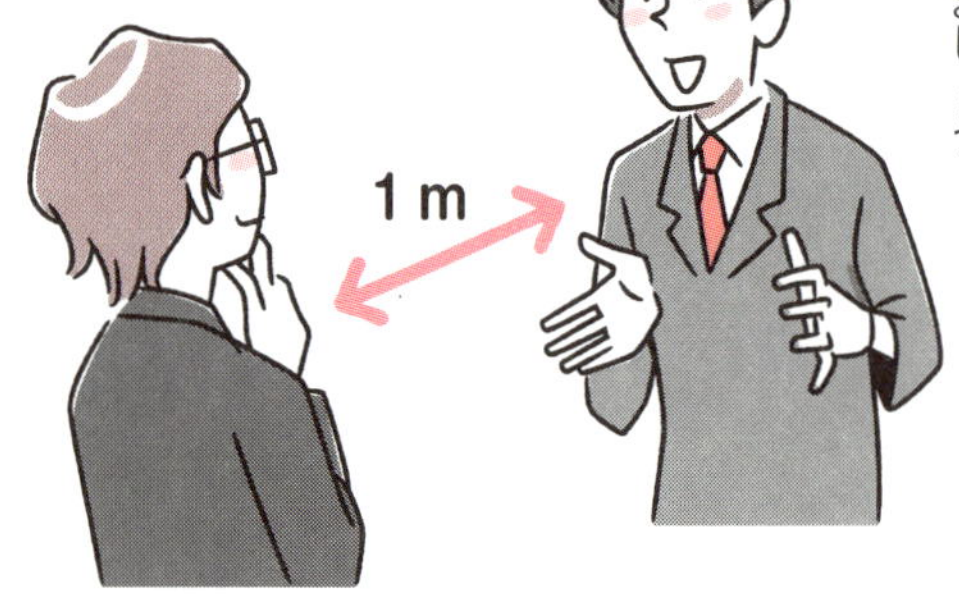

相手の都合を聞く

話しかける前に「今、よろしいでしょうか」と声をかけたら、相手の返事によって、話しつづけてよいかを判断します。

声をかけるときは、相手に聞こえるようにはっきり言います。「あのー」などと小声で言うと、相手に聞こえないこともあります。

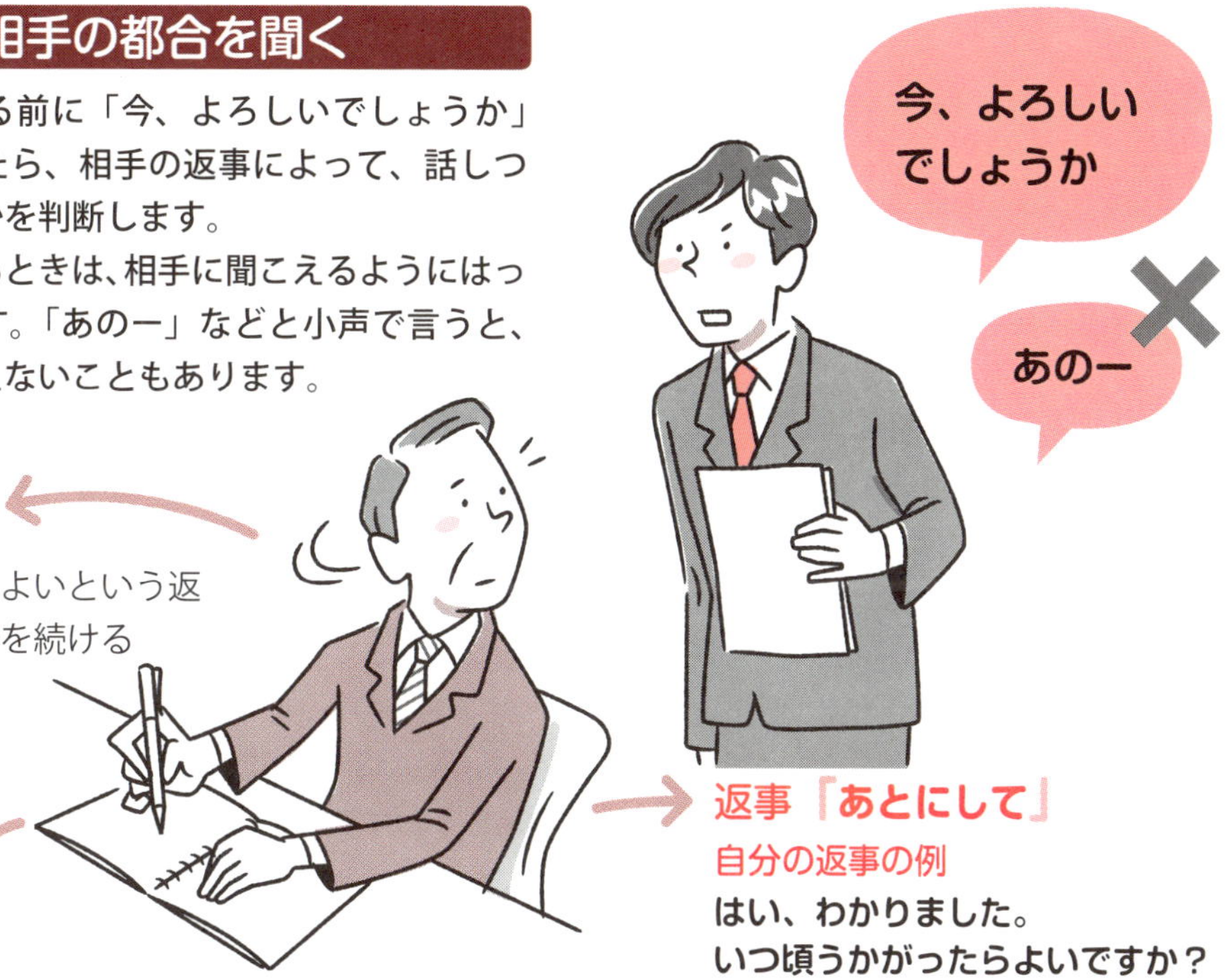

返事「いいよ」

話しかけてもよいという返事なら、会話を続ける

返事がない

小声で聞こえなかったのかもしれないので、もう一度はっきり言う。それでも返事がないときは、集中しているということ。しばらくしてから、もう一度声をかける

返事「あとにして」

自分の返事の例

はい、わかりました。いつ頃うかがったらよいですか？

了承して、いつ声をかければよいか聞く。「何分後ですか」と聞くのは、不満があると受け取られることも。緊急性が高いときは「○○の件ですが」と伝える

話しかけてはいけないとき

相手の状況によっては、そもそも「今、よろしいでしょうか」と声をかけるのも避けましょう。例えば、下記のようなときに話しかけると、相手を怒らせかねません。

計算しているなど集中しているとき

計算を中断すると、最初からやり直しになることも

ほかの人と話をしているとき

ほかの人との会話にわりこんではいけない

忙しそうなとき

バタバタ走り回っているなど、忙しそうなときは話しかけない

会話の苦手意識をなくす二つのスキル

会話が苦手だからと避けていると、できなくなります。スムーズな会話を続けるスキルを身につければ、苦手意識が弱まって会話の機会が増え、会話がじょうずになるという良循環になります。

避けているとますます苦手に

自閉スペクトラム症の人のなかには、会話が苦手で避けている人がいます。それではますます会話ができなくなります。そんな人も、左記の二つのスキルを身につければよいと知るだけで、気持ちが楽になるでしょう。

反対に、自分の興味があることを一方的に話しつづける人もいます。コミュニケーションとは相手とのやりとりです。自分のことを話し、相手のことも聞いて会話を続けるというのが、よいコミュニケーションです。相手の話も聞きましょう。

反応する

会話では相手の言ったことに対してなんらかの反応が必要です。相手のほうを向いて反応することで、「あなたの話を聞いています」という非言語メッセージが伝わります。

相手のほうを向く

↓

あいづちをうつ

無言でただ聞いているだけでは失礼。話の合間にあいづちをうつ

あいづちは「はい」にする

相手が上司なら、あいづちは「うん」ではエラそう。「はい」と言う

話題に困ったら

雑談中に会話が途切れて、なにについて話せばよいか、思いつかず困ったときには、下記のような話題をきっかけにすると無難です。

- **趣味**：どのような趣味をおもちですか
- **食べ物**：なにか好きな食べ物はありますか
- **出身地**：ご出身はどちらでしたか
- **住んでいるところ**：どちらにお住まいですか
- **天候**：今日は寒いですね

このほか、旅行や最近のニュースをとりあげてもよい

2つのスキル

スムーズなコミュニケーションのためには、会話を続けることが大切です。２つのスキルを実践することで、徐々にうまくなっていきます。

1 開かれた質問をする

会話を続けようと相手に質問するとき、「閉じた質問」ではなく、話をひきだすような「開かれた質問」をするとよい

閉じた質問

返事が「はい」「いいえ」ですんでしまう質問は会話が途切れる

例「お昼休みをとりましたか」

開かれた質問

返事がひとことですまないような質問をすると会話が続く

例「忙しそうですが、
なんの仕事をしているのですか」

質問は「５Ｗ１Ｈ」で考える

When　いつ　例「いつまでに仕上げますか」

Where　どこ　例「どこに行くのですか」

Who　だれ　例「だれと行ったのですか」

What　なに　例「なんの仕事ですか」

Why　なぜ
（詰問調になりかねないので、
慣れないうちはWhyを使わない）

How　どのように
例「どのように仕上げたのですか」

2 適切な自己開示をする

自分のことを話す。相手との親密度によって自己開示の量には３段階ある

①量が少ない話

初対面の相手、親密でない相手に
電車の中でほかの人に聞かれてもいい話

例「私は音楽を聴くのが趣味なんです」

②量が中くらいの話

知り合い、知っている人しかいない場所でする話

例「私は小学生のころ運動会が嫌いで」

③量が多い話

親しい人、信頼している人に
告白。プライベートな相談。きわめて個人的な話

例「私は自閉スペクトラム症と診断されて」

職場で周囲に人がいるときに、日ごろ雑談もしない先輩に深刻な相談をするのは不適切

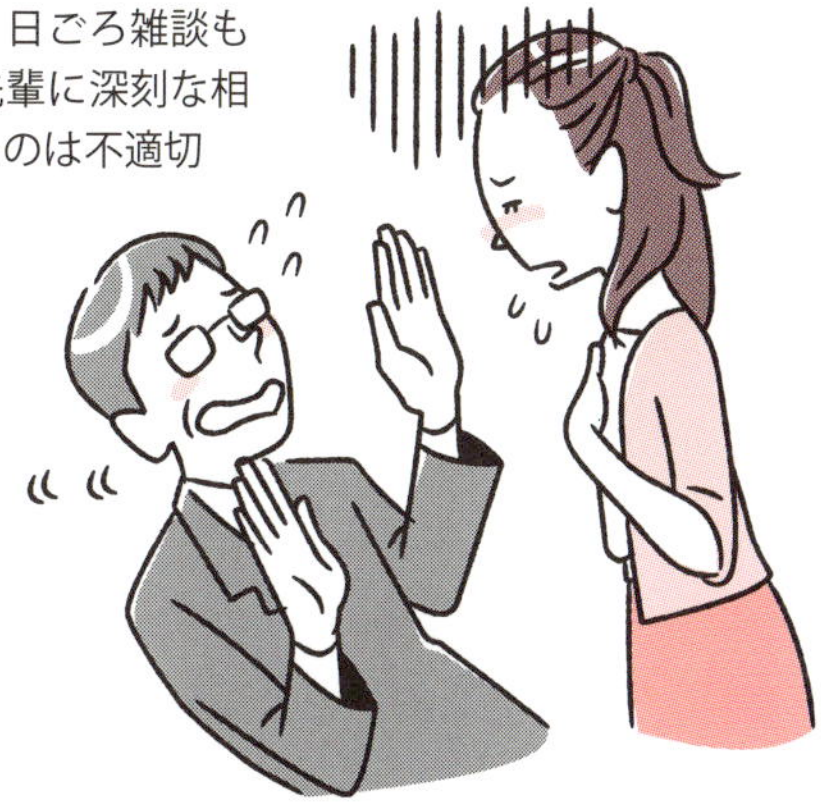

話し方や態度であなたの印象が変わる

なぜかコミュニケーションがうまくとれないという場合、非言語コミュニケーションが影響していることがあります。話の内容だけではなく、話し方や話すときの態度も見直してみましょう。

「生意気」「上から目線」にならないように

本人にそのような気はまったくないのに、「生意気だ」「上から目線でものを言っている」などといった評価をされることがあります。「やる気がない」「意欲がない」と評価されることも少なくありません。相手がそのような評価をするのは、話し方や態度から受ける印象がもとになっています。

話し方や態度を少し変えるだけで印象が変わり、評価が変わります。けっして相手を見下しているわけではなく、感謝していることが伝わるようにします。

避ける話題

印象が悪くなるだけでなく、セクハラなどになることも。ほめるつもりでもダメ

容姿　収入
学歴　下ネタ
宗教・政治

印象ダウン

印象が悪くなるのは、下記のような話し方や態度です。

いきなり立つ
会話中にいきなり立ってどこかに行くのは失礼

一方的に話す
相手の話など聞く耳もたない印象

あくびをする
つまらない話をするな、というメッセージになる

急に話題を変える
相手の話がおもしろくないと言っているのと同じ

貧乏ゆすりなどのクセ
落ち着かない

自己主張ばかり
エラそうな話し方

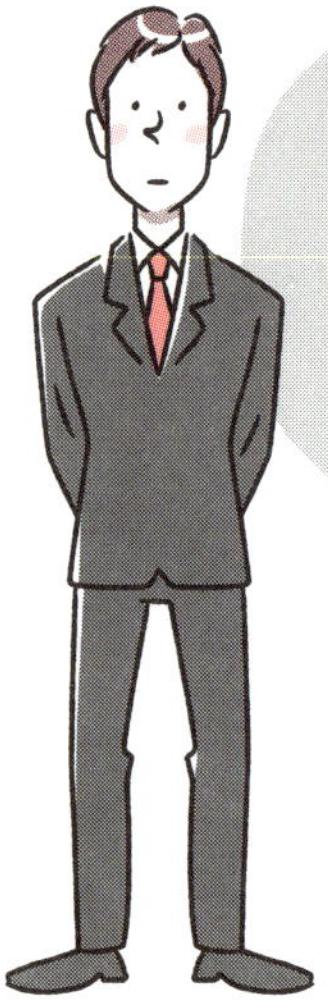

話を聞くときの態度が悪い
うしろで手を組むのはエラそう
腕組みをするのもエラそう

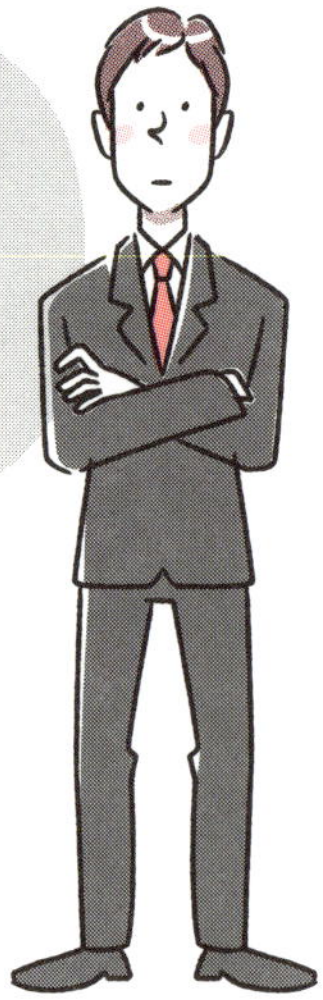

印象アップ

下記のような話し方や態度は、よい印象を与え、よい評価につながります。

相手の名前を呼ぶ

会話の中に相手の名字を織り交ぜて話すとよい

敬語を使う

敬語の使い方は難しいが、会得したい。適切に使えば相手を立てることになり、よい印象になる

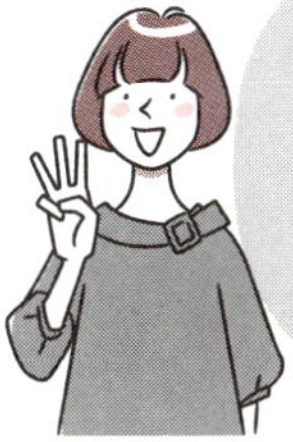

しぐさをプラス

かるいしぐさを加えながら話すと元気で明るい印象に。ただし、オーバーアクションにならないように

少し頭を下げて

「ありがとう」のひと言を

会話の中で「ありがとう」の言葉を増やすと、感謝の気持ちが伝わる。「すみません」と言いがちのところを「ありがとう」に変えよう

さりげなく相手をほめる

ほめ方スキル①
お願いする

例「○○さんならどうするか、
教えてもらえますか」

ほめ方スキル②
頼りにしていると伝えながら

例「やっぱり○○さんにしか頼めません」

ほめ方スキル③
感謝の言葉と一緒に

例「仕上がったのは○○さんの
お力添えがあったからです。
ありがとうございます」

外見より能力や技術をほめましょう。ほめ方のスキルは左記の３つを参考に。ストレートに相手をもち上げればいいというものではないし、特に注意したいのは、ほめてもいいけれど評価しないことです。

よくがんばりましたね
なかなかよくできていますよ
えらかったですね

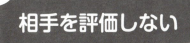

相手を評価しない

表情から気持ちを読む・気持ちを伝える

相手の気持ちがわからないと思ったら、表情に注目してみましょう。非言語メッセージのうち、表情から伝わるものは多いのです。自分の気持ちも表情から伝わるので、注意しましょう。

気分がよいと自然に笑顔になる

対人関係を築くには、相手の気持ちを推し量って配慮することが必要です。人の気持ちを考えるのが苦手な人は、相手の表情や態度を見る練習をしてみましょう。気分が良好なときは笑顔になっています。

相手もこちらの表情や態度から気持ちを推し量っています。不快に感じていなくても、笑顔がなければ、相手には、無関心、怒り、悲しみなどととらえられてしまい、会話は続かなくなります。笑顔で会話をすることが、良好なコミュニケーションには大切なのです。

気持ちは表情や態度に表れる

表情や態度は、人の気持ちを考える大きな手がかりになります。また、自分が次のような表情や態度をとっていると、怒りや悲しみ、たいくつで無関心になっているのだと伝わってしまいます。

じつは怒っている

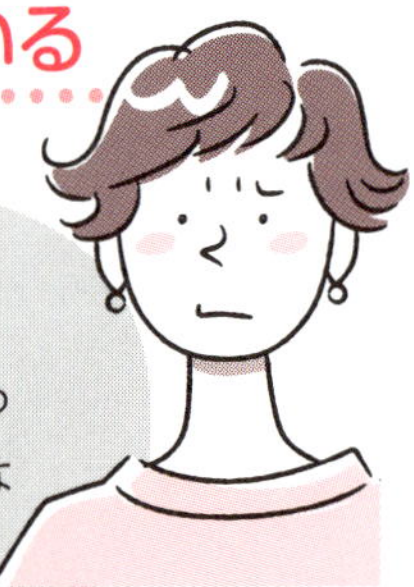

眉間にしわ

眉間に縦じわが入っているときは、かなり怒っている

首をかしげる

疑問に思っているというよりも、不快になっていて、怒りを抑えている

じつは悲しい

下を見る

視線が下がっていて、悲しそうな顔をしている

無口になる

悲しいときには会話を続けたくなくなる

理由がわからなければ相手に聞いてしまおう

怒ったり悲しんだりしているらしいとわかったとしても、理由が思い当たらないことがある。「なにか失礼な言動をしたでしょうか」と聞いてみる。その際には笑顔ではなく、心配そうに

笑顔をつくる わりばし練習

笑顔が不自然にならないよう、顔の筋肉を柔軟にします。

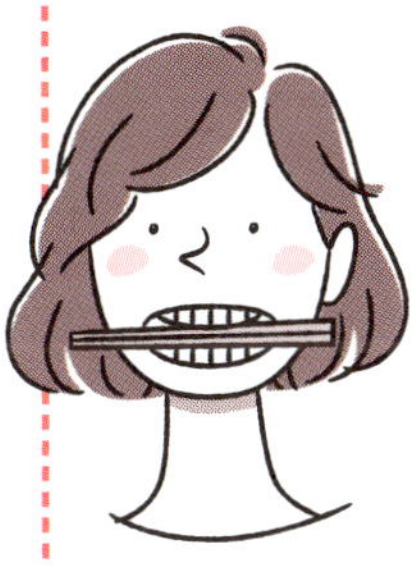

上下2本ずつの歯でわりばしをくわえる。口角がわりばしより上がっていることを確認。指を使ってできるだけ持ち上げる

↓

30秒間キープ

↓

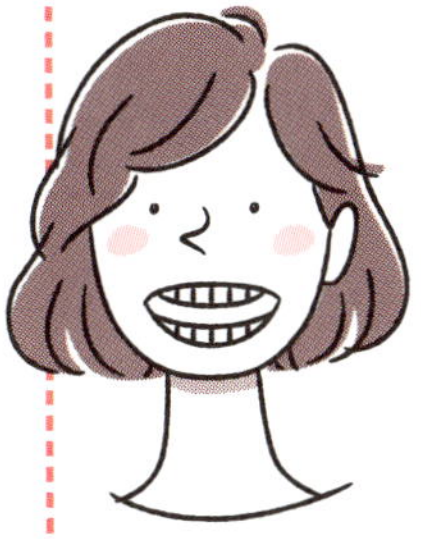

口角を保ち、わりばしをそっと抜く

↓

もう一度わりばしをくわえ、「イ」と発音。発音を何度かくり返す

↓

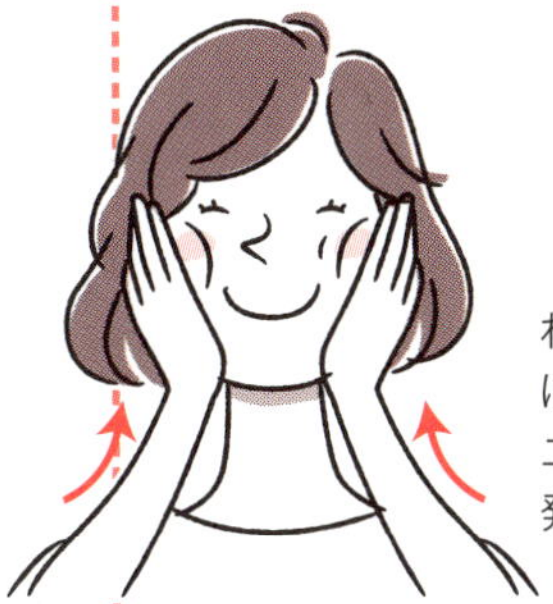

わりばしを抜き、両手でほおを押し上げ「イチ、ニイ、スリイ、シイ」と発音。30秒間くり返す

じつはたいくつ

そっぽを向く

話に飽きてきて、ちゃんと聞いていない態度

体を動かす

会話中に手や足をあちこち動かしている。貧乏ゆすりをしているときはイライラしはじめている可能性もある

↓

話題を変える

話題に関心がないか、飽きているので、ほかの話題に変えてみる

じつは話を終えたい

時計を見る

次の予定があるなど、時間を気にしている証拠

書類や荷物を片づける

なんとなく書類や荷物をまとめはじめているときは、話を終えたいサイン

↓

自分は話したいなら相手の都合を聞く

会話を終えるのがよいが、続けたいなら「もう少しお話ししている時間はありますか」などと聞いてみる

相手を「認識している」と示すことから

対人関係で、相手への気づかいがないと「気がつかない人」などと評価されてしまいます。自分では気をつかっていたとしても、相手に伝わらなければ同じこと。気づかいは態度や言葉に表しましょう。

気づかいの表し方は二段階で実行してみる

気づかいの表し方の最初の段階は、相手がなにをしたか、事実を記憶することです。そして「昨日は残業したのですね」などと、その事実を相手に伝えます。伝えることは「できごと」にしかすぎませんが、相手にしてみれば、自分のことを気にかけてくれていると感じるのです。

それができたら、次の段階は、過去に自分が言われたことや、してもらってうれしかったことを思い出してみます。それと同じことを相手に言ったり、やってみたりすればいいのです。

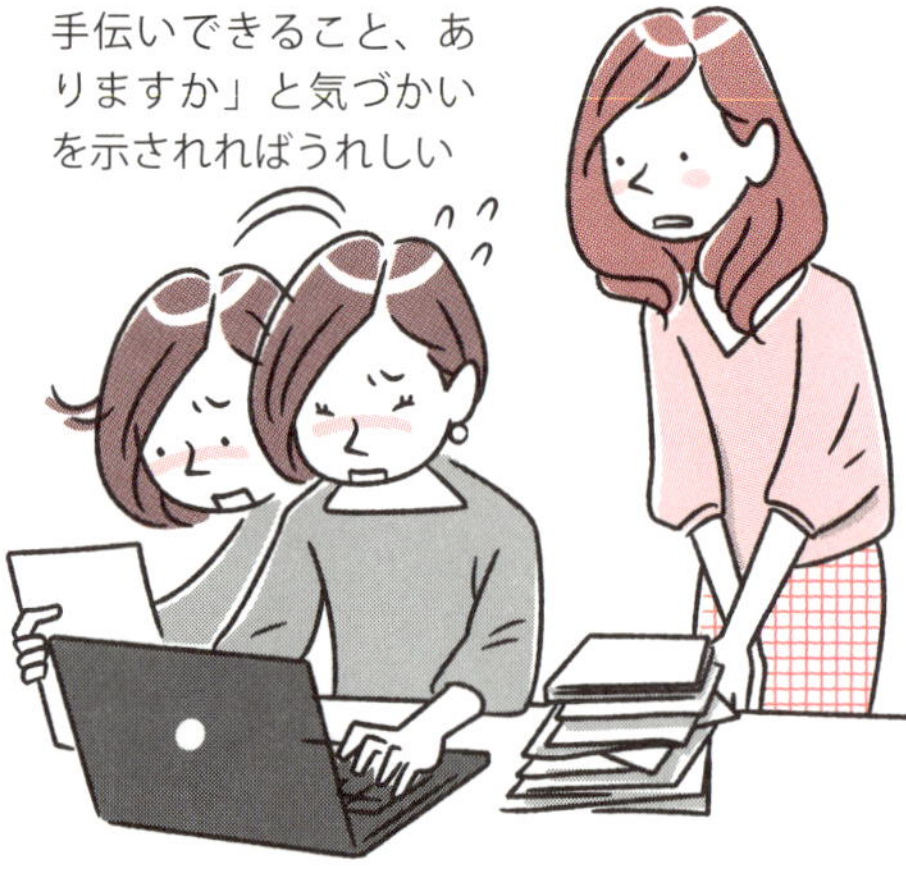

忙しいとき、「なにかお手伝いできること、ありますか」と気づかいを示されればうれしい

気づかいを表す

最初はうまくできなくても、気をつかっていることを表すだけでも、対人関係によい影響を及ぼします。

例1

重そうな荷物を持っている人に

「お荷物、重そうですね」と言ってみる→持ちましょうか、という気づかいになる

例2

残業をしていた人に

「昨日、残業をしていましたね」と言う→忙しくて大変ですね、という気づかいになる

例3

エレベーターに乗り合わせた人に

「開」のボタンを押して「どうぞ」と示し、降りてもらう→以前やってもらってうれしかった

↓

相手を「大切にしています」というメッセージが伝わる

2

働きやすくするために：
仕事の進め方

「職場には暗黙の了解がある？」
「ホウレンソウはいつすれば？」と
戸惑うことが多いでしょうが、
やり方さえわかれば
仕事を進められるようになります。

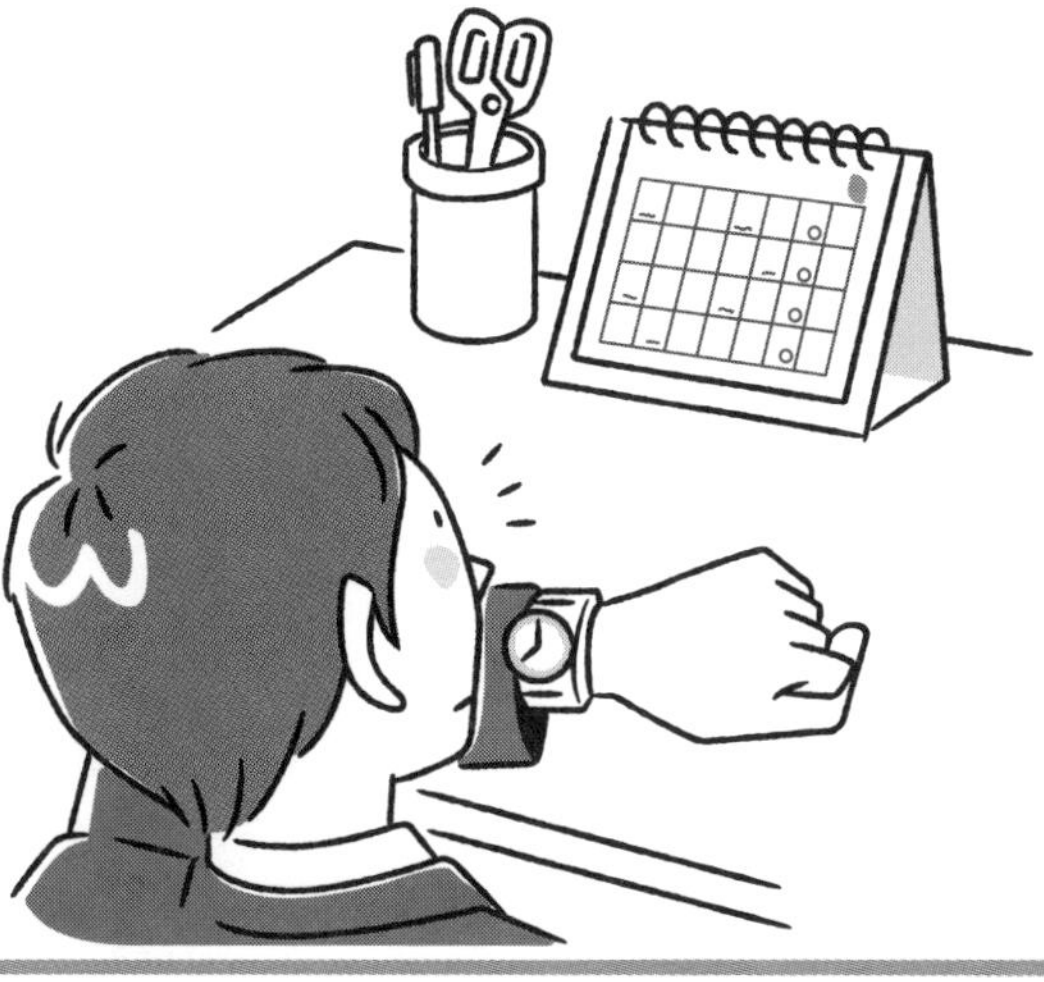

作業を遂行する能力「実行機能」の障害

本人は真剣に取り組もうとしているのに、なぜか仕事がスムーズに進みません。背景に「実行機能」の障害がある人が多くいます。スピードが要求される仕事や臨機応変の対応も苦手です。

困難の例

仕事には追加や変更がつきもの。しかし、自閉スペクトラム症の特性があるために、対応ができません。コミュニケーションがうまくとれないこともあって、仕事上の困難は多岐にわたります。

優先順位がつけられない

一度に複数の仕事が入ったりすると、どれを先にすればいいか判断できない

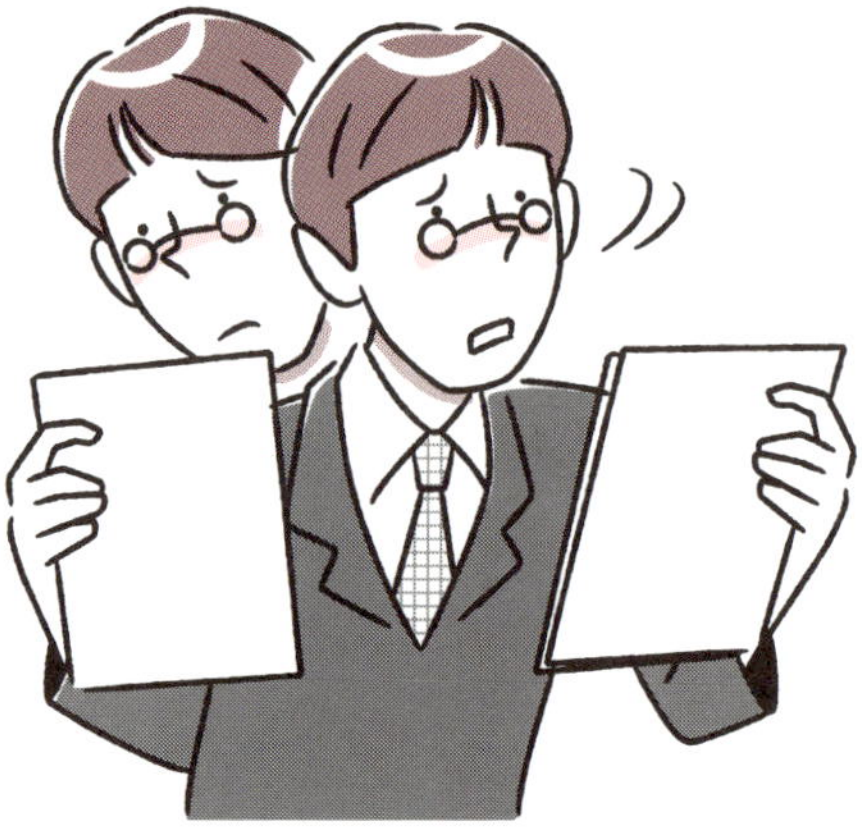

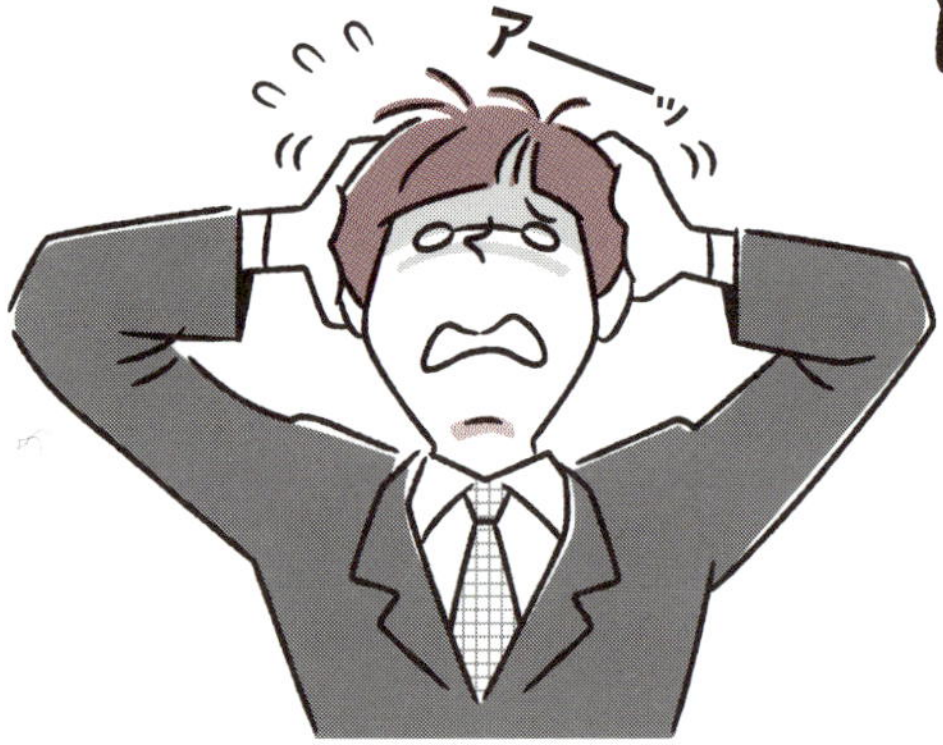

臨機応変に対応できない

情報処理能力の弱さがあって、急な仕事や変更に対応できず、焦ってしまってパニックになることもある

ミスをくり返す

ＡＤＨＤ傾向を併せもつ人では、不注意からミスをくり返し、叱責されることに

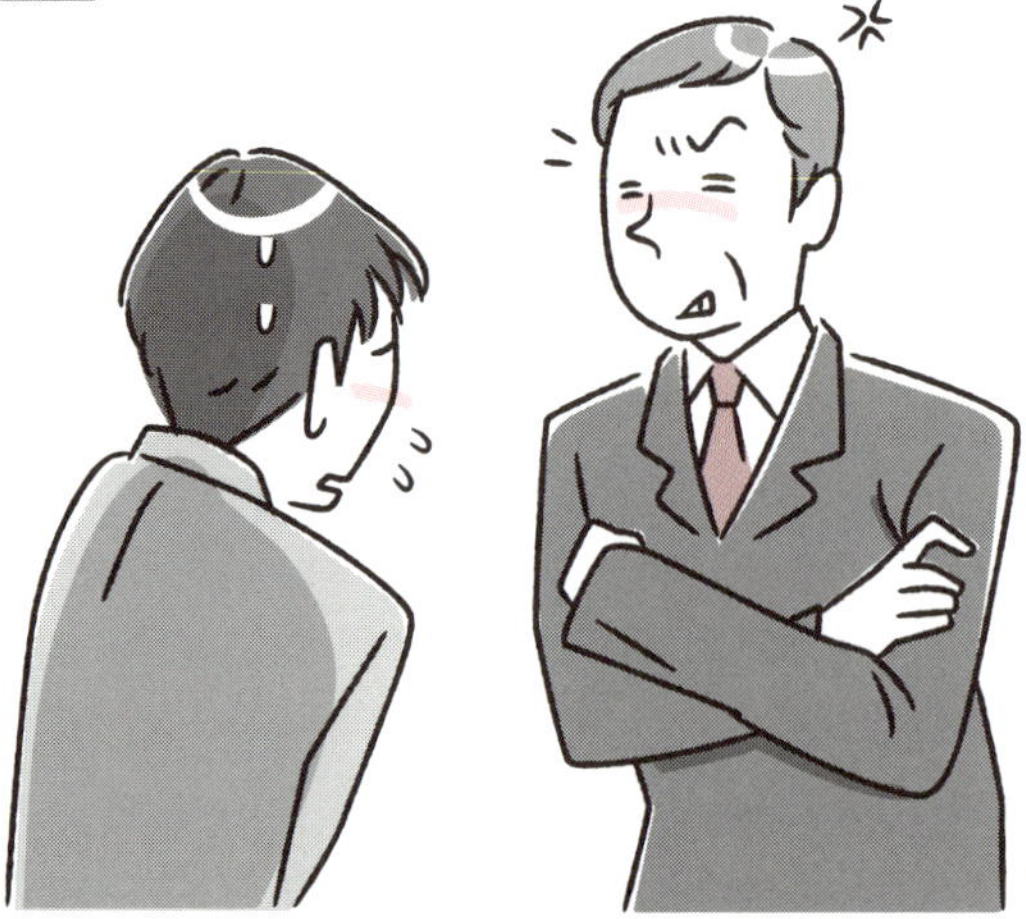

実行機能が障害されているため

自閉スペクトラム症の人では、「実行機能」が障害されていることが多いのです。実行機能とは、下記のように４つの段階をふんで仕事を進める力です。

1 意思決定
仕事をやろうと決定する段階
→決定できない

2 計画立案
目標を立てて段取りを組む
→優先順位がつけられない
→予定が組めない

3 計画実行
計画どおりに作業をこなすこと
→複数の作業ができない
→要点を押さえられない

4 効果的遂行
よりよい結果になるように仕事をする
→状況のモニタリングができない
→状況に合わせて作業を修正できない

作業にとりかかることができない
そもそも、やろうと決定することができない

やる気がないわけではない
スタートできるかどうかの問題であり、やる気の問題ではない

仕事を進める力に障害がある

「実行機能」とは、目標を立てて効果的に実行していく能力のこと。仕事をするうえで重要な力ですから、ここが障害されていると、さまざまな支障が出てきます。

また、同時進行するような作業では、優先順位がつけられず、なにから始めればいいか迷います。スピードが求められる仕事や急な仕事への対応が苦手です。

実行機能の障害は、周囲の人にとって理解するのがなかなか難しい特性です。

例えば就職活動をしなくてはいけないとわかっていても、とりかかれません。ただ時間が過ぎていくだけ。周囲は「わかっているなら始めればいいのに」とイライラします。職場でも「やる気がない」と誤解されることが多くあります。

出社から退社まで。職場にはルールがある

「常識で考えて」と言われても、戸惑うばかりではありませんか？　常識のほとんどは「暗黙のルール」である場合が多いようです。いったいどんなルールなのでしょう。

職場には「暗黙のルール」がある

複数の人が働く職場には、皆がしたがうルールがあります。

職場のルールとは、就業規則のことだけではありません。「常識」といわれるような「暗黙のルール」も含まれます。これは自閉スペクトラム症の人にとって、理解しづらいところ。しかし、はずすと仕事をする以前に困難な状況に陥ることがあります。

なかには、新入社員用のマナー本に書いてあるものも。こうしたマナー本を読むのも役立ちます。

これだけは要注意

出社をしてから退社をするまでのポイントを１日の流れで押さえておきましょう。

出社

● **始業時間より早く出社する**

決められた始業時間より早く職場につくように

● **コートを脱ぐ、着替える**

始業時間までに、コートを脱いだり、制服がある場合は着替えたりする。訪問時は入室・社の前にコートを脱ぐ

● **あいさつをする**

席に着く際に、自席の周囲の人に「おはようございます」とあいさつをする

遅刻するとき

電車の事故などやむを得ない事情で遅れるときは「電車の事故で 30 分ほど遅れそうです」などと、始業時間前に連絡します。出社したら、自分のせいではなくても、遅刻したことを謝ってから仕事にとりかかります。

欠勤するとき

「申し訳ありませんが、体調が悪いので休ませていただけますか」などと自分で電話連絡します。できれば始業５分前くらいに、上司に連絡し、その日にやらなくてはいけない仕事があったら、引き継いでもらうように相談します。

退社

（お昼休み）

終業時間を過ぎてから退社

他の人が残っていたら「なにかお手伝いできることがありますか」と聞き、帰ってよいか確認する

机の上をさっと片づける

書類を片寄せ、筆記用具はしまい、パソコンは電源を切る。机の上にやりかけの仕事を広げたままにしない

あいさつをする

席を立つとき、自席の周囲の人に「お先に失礼します」とあいさつをする

> **早退するなら**
>
> 　体調不良などで早退したいときは、予《あらかじ》め上司に「〇〇なので〇時ごろに早退したいのですが」などと相談して了解を得てからにします。

> **注意！**
>
> 欠勤や早退の理由として「アイドルイベントがあるので」などの趣味や遊びはダメ。不真面目な印象。趣味や遊びなら「私用のため」と予め休みをとっておく

仕事中は姿勢に注意

机にひじをつくのはマナー違反。居眠りは厳禁

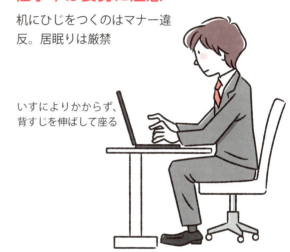

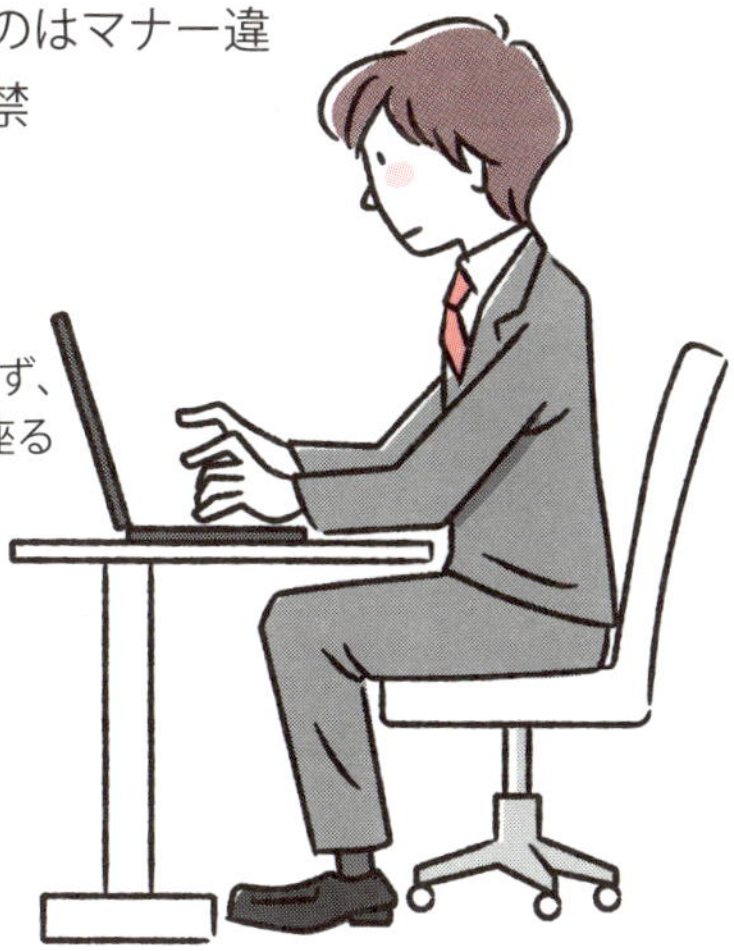

公私混同しない

私物はロッカーに入れる。自席でスマホ操作をしない

席を離れるときは

トイレ程度ならそのまま席を立ってかまわないが、休憩などは隣の人に言っておく。職場によっては、行き先をホワイトボードに記入する

仕事は上司の指示で

上司にホウレンソウをしながら進める。上司には敬語を使う

ホウレンソウ

なにを、だれに、いつ、を決めておく

ホウレンソウとは報告・連絡・相談のこと。仕事を進めるうえで大切なのですが、タイミングも内容も意味もわからないので苦手という人は少なくありません。

タイミングがわからないなら決めてしまおう

上司にしてみれば、報告がないまま時間が過ぎてしまいギリギリになって問題が発覚するのはとても困ります。ホウレンソウは仕事の基本ともいえる大切なこと。しかし、自閉スペクトラム症の人は、特性として、ホウレンソウが苦手なのです。

そこで、自分なりのホウレンソウパターンを決めてしまいましょう。一週間に一回、曜日と時間を決めるとよいでしょう。主に、仕事の進行状況を上司に伝えます。

ホウレンソウも仕事のひとつとして、カレンダーにマークをつけ、定期的におこなう

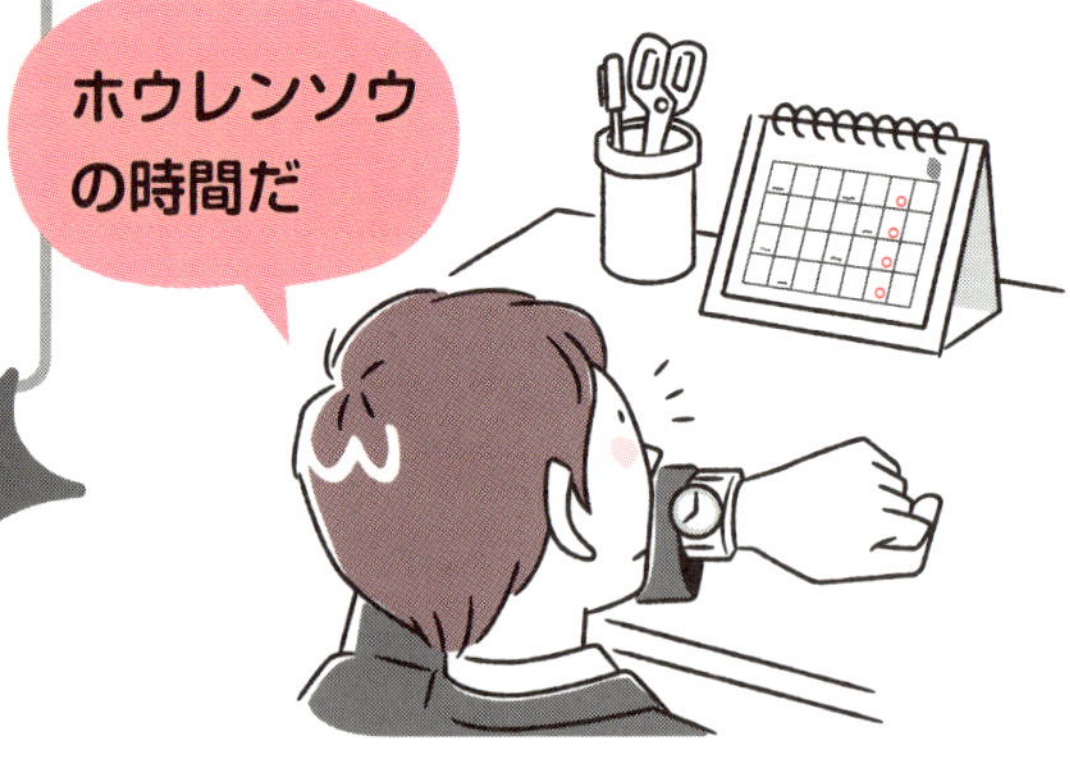

決めておくこと

障害者就労（→ P97）している場合は、ペースを上司に相談します。一般就労なら、「私はホウレンソウが苦手なので、定期的にしたいのですが」などと、ペースを相談してみましょう。

なにを

報告は必須

ホウレンソウのうち、報告は必ずする。連絡、相談は適宜

＋

だれに

直属の上司に

だれにホウレンソウするかを迷ったときも、上司に相談する

＋

いつ

決めておく

金曜の午後 5 時からなどと曜日や時間を決めて、定期的におこなう。もし、上司に「そんなに報告にこなくていい」と言われたら、毎月 10、20、30 日にするなど、ペースを落とす

ミスをした場合はすぐ！

ホウレンソウとは

基本的に、仕事は上司の指示でおこなっています。指示をした人に、状況を知らせなくてはいけません。決めておいた日時に上司が忙しいこともあるので、「今、よろしいでしょうか」などと声をかけてからにします。

必須

ホウ

報告。担当している仕事や、指示されておこなっている仕事がどこまで進んだかを伝える。細かい内容はメモをつくってコピーし、上司と一緒に見ながら報告するという人もいる

忘れずに

レン

連絡。同僚や上司と情報を共有すること。伝言などは箇条書きのメモにして渡すとよい

注意

指示された仕事が終わったら、早めに、結果を報告する

必要なときに

ソウ

相談。仕事上でトラブルになりそうなこと、わからないことを相談する。報告が相談になっていることもある

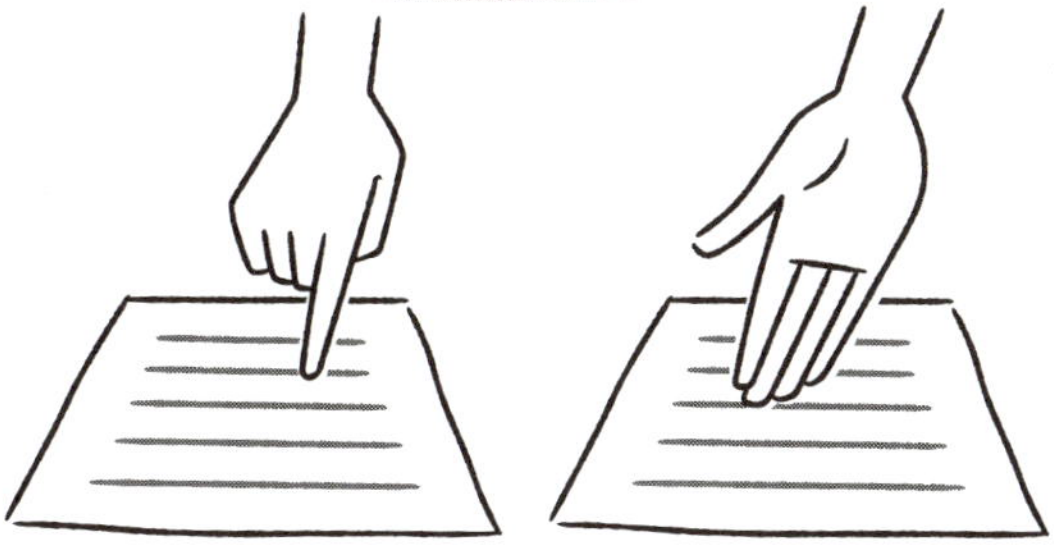

書類に書いてある箇所を示すときには手で。ペンで示すのは失礼

失敗を報告するには

ミスを発見したら速やかに報告します。「怒られたらどうしよう」と不安になるでしょうが、黙っていたり、つじつま合わせをしたりして、問題が大きくなると大変。「もっと怒られるよりマシ」などと考え、勇気をふりしぼって、伝えましょう。早期解決したほうが、気持ちが楽になります。以下のポイントを伝えます。

ポイント

- どう間違えたか
- 今後どうするか（わからないなら聞く）
- 修正できる見込み時間
- お詫びの気持ち

例 「今、ちょっとよろしいですか」と声をかけて、「じつは私が勘違いをして、記入欄を間違えてしまいました。申し訳ありません。書類の締め切りは本日の一二時でしたが間に合いそうにありません。すぐに修正しはじめますが、午後四時ごろになりそうです。よろしいでしょうか」

段取り

マイ・スケジュールにそって、ひとつずつ進める

自閉スペクトラム症の人は、複数の仕事を同時に進めるのが苦手です。ただ、一点集中の仕事はできるので、常に一点集中で進められるよう自分なりのスケジュールをつくるとよいでしょう。

やることと順番をあきらかにする

実行機能の障害があるため、仕事の段取りをうまく組めません。優先順位や次になにをやるかが決められず、複数の仕事の同時進行ができません。ただ、決まった順番どおり、集中して仕事をこなすことはできます。

仕事の順番で迷わないように、出社したらまず、自分なりのスケジュールをつくりましょう。優先順位がわからなければ、上司に「どちらを優先したらよいでしょうか」などと確認します。

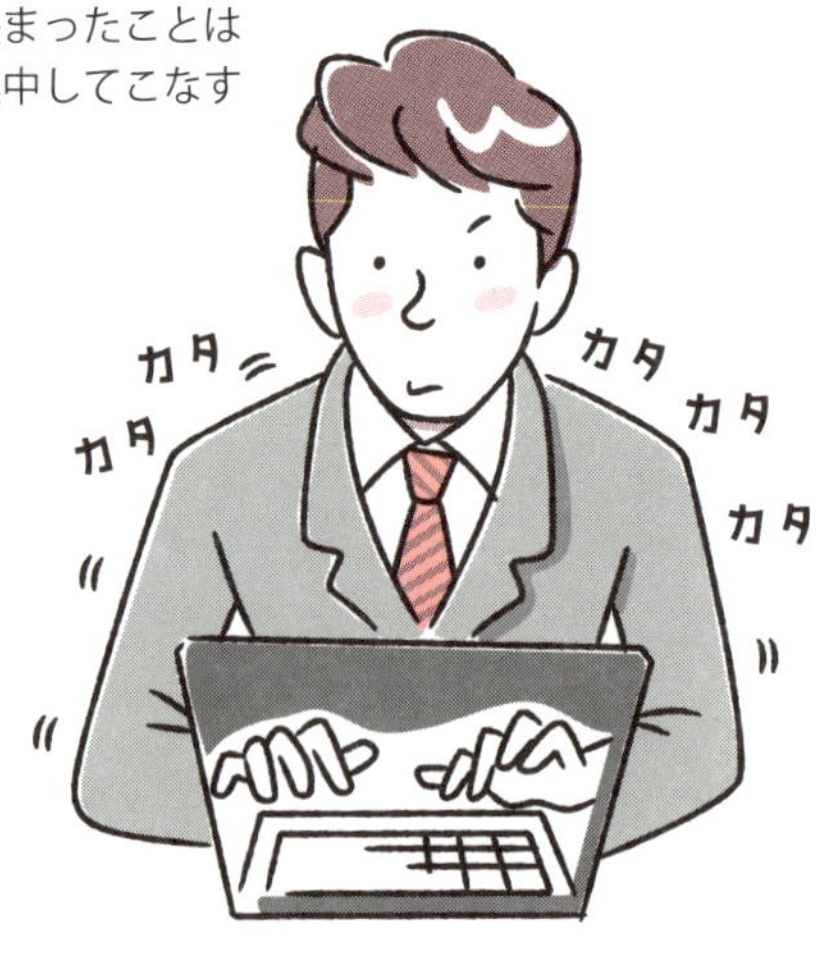

決まったことは集中してこなす

1点集中の特性

1つのことに集中するとほかが視野に入らなくなります。この特性はマイナスばかりではなく、職場ではプラスにもなりえます。

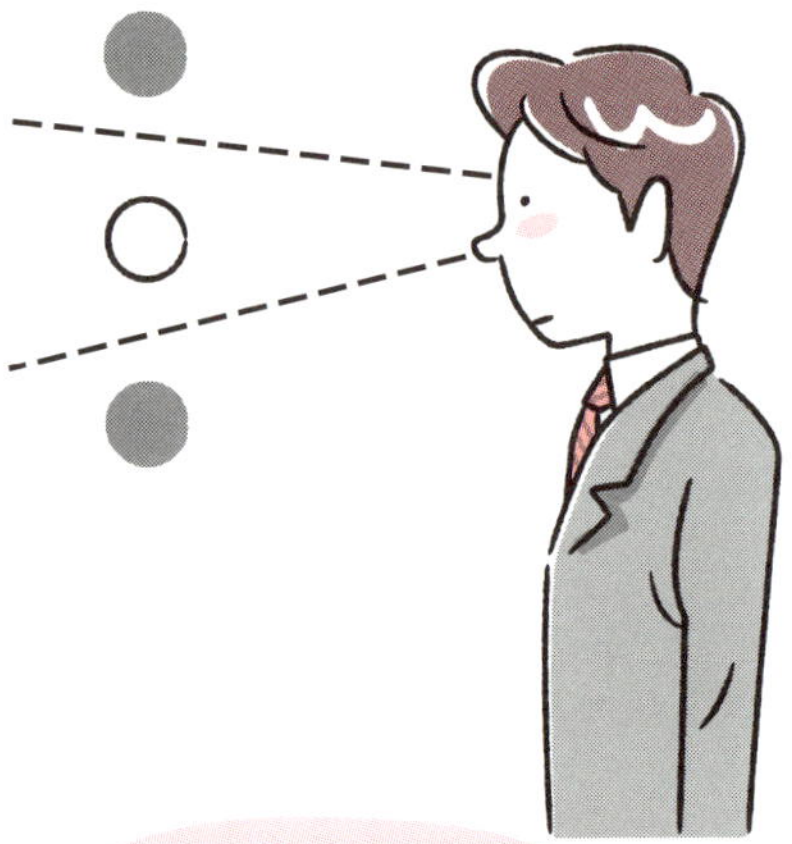

- 優先順位がつけられない
- 2つ以上のことを同時におこなえない
- 次にやることを想像できない

↓

計画立案と計画実行が困難

↓

1点集中の仕事はできる

左ページのようなやり方でマイ・スケジュールをつくって、集中する順番を決めてしまおう

マイ・スケジュールをつくる

出社したら最初にやる仕事はその日のスケジュールづくりです。つくったスケジュール表は見えるところに貼っておきます。

仕事を書き出してマークづけ

自分がやる仕事を箇条書きにしてメモ。
右記のようなマークをつける

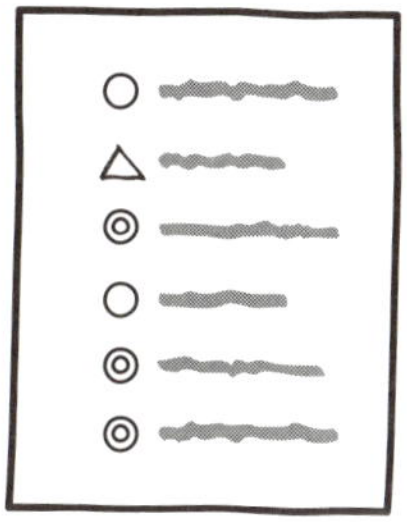

マーク

◎：今日中にやらなくてはいけない
○：今日中にやるほうがいい
△：できればやるほうがいい
×：よく考えたら、やらなくていい

マークの整理

◎と○のそれぞれにやる順番をつける
×は消す
△は余裕があれば残す

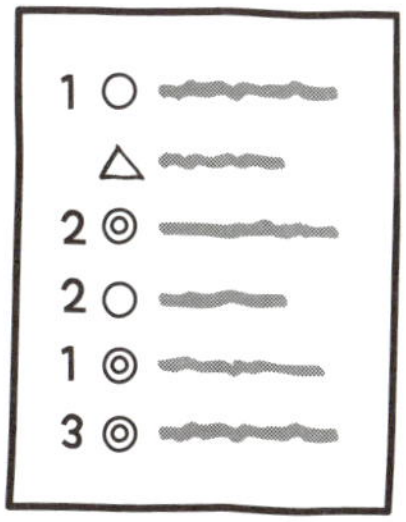

わからなければ上司に確認

発達障害の有無に関わらず、優先順位がつけられない人は少なくないので、優先順位を上司に確認するのは問題ない

順番どおりに清書

重要度の順番に書きなおす。ここで上司に見てもらってもよい

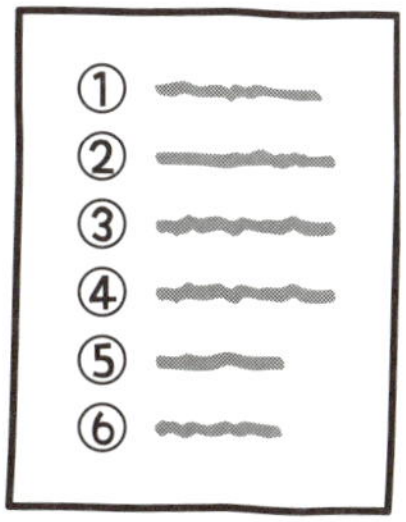

貼っておく

見えるところに貼っておく

終わったら消す

仕事がすんだら二重線で消していくと、終わった仕事がひと目でわかり、達成感が得られる

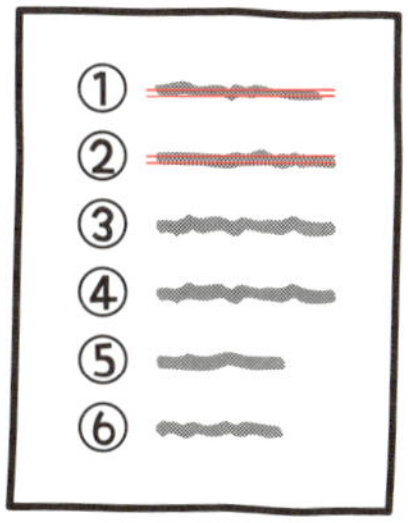

1点集中で仕事をする

決めたスケジュールどおりに、そのつど集中して仕事を進めよう。

これはＴｏＤｏリストともいう。文字化（視覚化）することで仕事を把握できるようになるので、発達障害の特性をカバーできる

少し間をとって気持ちを落ち着かせる

自閉スペクトラム症の人は、予定外の仕事が入るなど、変化への対応が苦手です。情報が整理できず、混乱して、パニックになってしまうこともあります。まず、自らを落ち着かせましょう。

情報処理の弱さがあって変化に対応できない

自閉スペクトラム症の特性には、変化に弱いということもあります。同じことをやりつづけるのは苦にならないけれど、急な変更などを臨機応変に受け入れることが困難です。

発達障害のない人は、新しい情報が入ってきても、直観的に処理して対応できます。しかし、発達障害があると情報の取捨選択ができないので、情報があふれて、混乱してしまうのです。

クールダウンする

予想外の仕事が入ったときには、「まずクールダウン」と自らに言いましょう。気持ちが落ち着けば、いつもどおりに仕事にとりかかることができます。

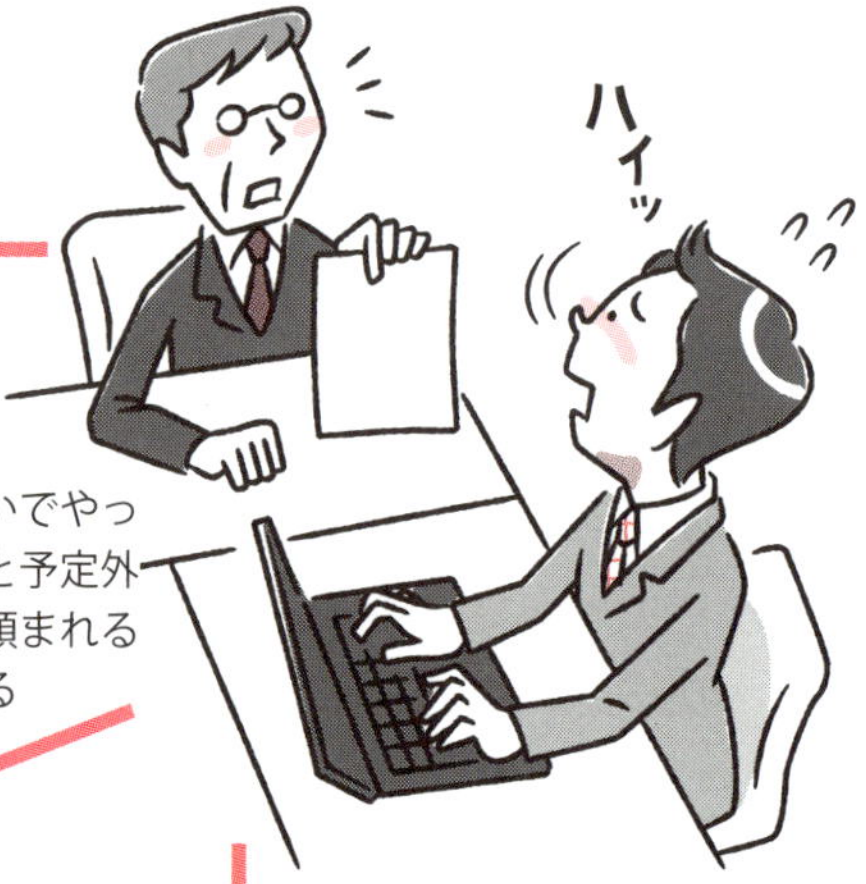

「これ、急いでやって」などと予定外の仕事を頼まれることがある

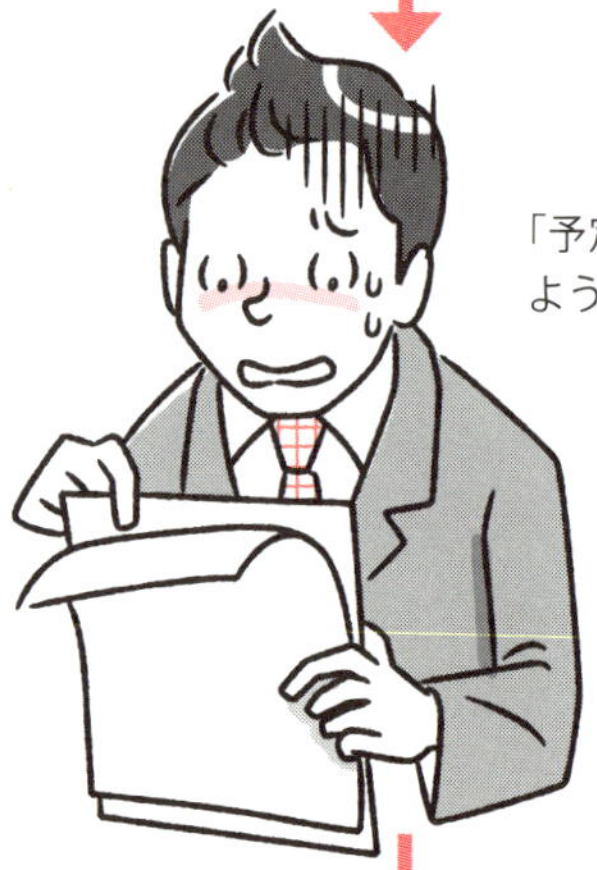

「予定にない」「どうしよう」と焦るばかり

パニックになる

混乱して、しどろもどろになったり、「できません」と大声を出したりしてしまう

感覚過敏からパニックになることも

光がまぶしすぎる、音がうるさいなど感覚に関する刺激をがまんしつづけていて、耐えられずにパニックになることもあります。

フラッシュバック（→P57）もパニックの原因のひとつです。

「臨機応変が苦手」とあらかじめ伝えておく

クールダウンのために離席するのがあまりに多いと不信感をもたれることも。障害者就労（P97）なら、変更はなるべく早く知らせてもらえると助かることを伝えておきましょう。一般就労の場合でも、「臨機応変が苦手なので」とお願いするのは、不自然ではありません。

対策

定型句を言う

「少し時間をいただけますか」など、自分なりの返事の文句を決めておき、まず相手に言う。少し時間をとれるのでクールダウンできる

対策

決めた場所に行く

トイレなど、クールダウンの場所を決めておき、「ちょっと失礼します」と席をはずす。ひとりになれる静かな場所がよい

刺激を減らす

ざわざわした部屋、さらに新しい仕事が追加されるなどの、刺激を減らす

落ち着いて考える

クールダウンできたら、（もとの席に戻り、）頭をもう一度整理する。マイ・スケジュールを見直し、どこに組み込むか考える。スケジュールをつくり直したら、仕事にとりかかる

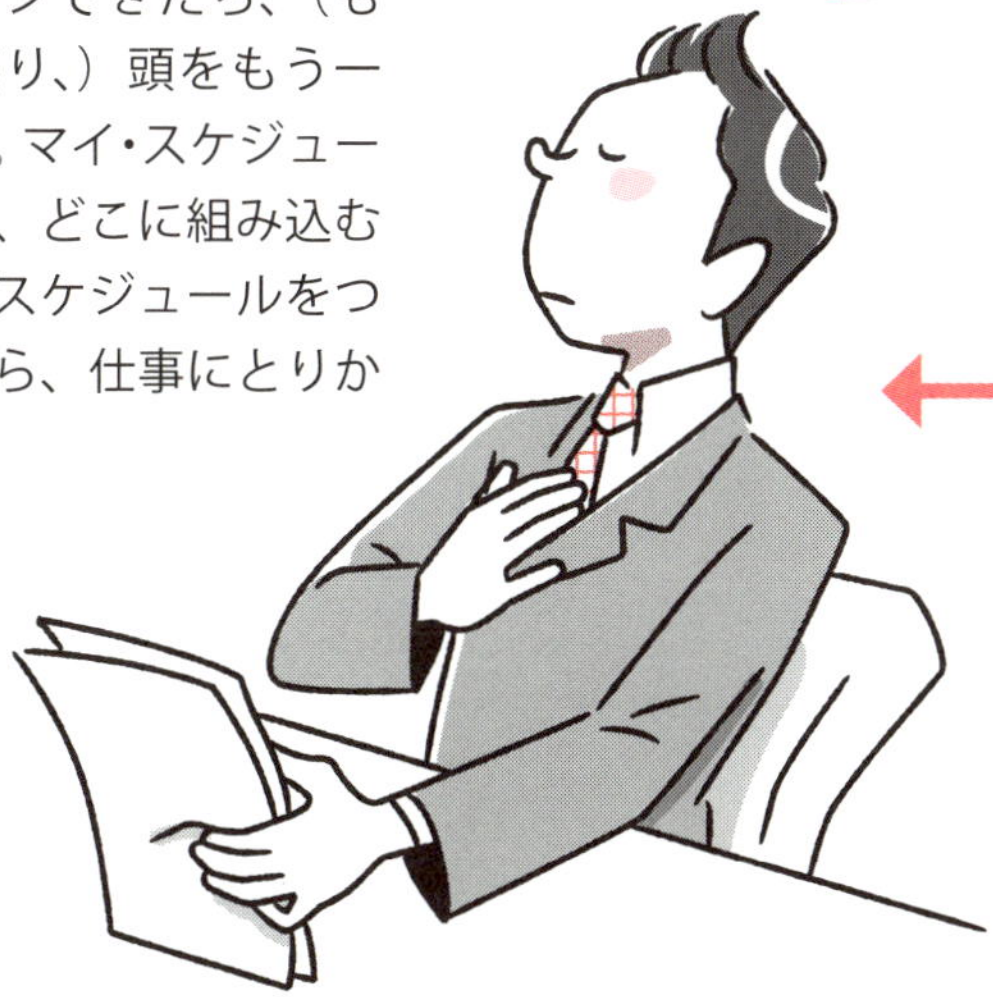

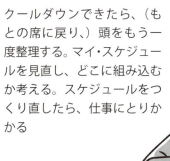

落ち着けばだいじょうぶ

上司にホウレンソウ

仕事のできる見込みを報告、優先順位がわからなければ相談しよう

すぐにメモをとればミスの多くは防げる

自閉スペクトラム症の多くの人に、情報処理能力の困難があります。特に、口頭の指示のような、耳からの情報を受け取ることが苦手です。一方、文字や図など視覚的な情報は処理できます。

口頭での指示を受け取りづらい

理解力はあるのに、ミスが続くと、「仕事ができない人」と評価されることも。ミスの原因を知り、対策を立てましょう。

仕事の情報は視覚化すれば、ミスの多くが防げます。指示を受けるときにはメモ帳を持って、聞いたその場で文字や図にします。文字や図にすれば視覚情報になります。メモを具体的に書けば、あいまいさもなくなります。記憶力の偏りもカバーできます。

メモは保管しておき、時間があるときにマニュアル化するとよいでしょう。同じミスを防げます。

原因　集中力の問題

1点に集中できるが、過集中してしまう人もいる。また、多くの情報が一度に入ってくると、どれにも集中できず混乱する

多くの情報

↓

混乱する

↓

ミスにつながる

↓

対策　環境整備

パーティションで区切ればいい人も
机の上によけいなものを置かない
苦手さは人それぞれ。本人に合わせて
太陽の光が当たらないように
コピー機から遠いなど静かな席

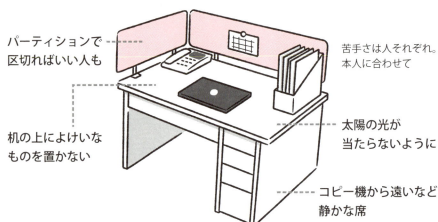

ミスの原因と対策

ミスの原因は自閉スペクトラム症の特性によるもの。耳からの情報処理が苦手で、集中力などの問題もミスにつながっています。特性に合った対策を立てましょう。

原因
ワーキングメモリの問題

ワーキングメモリが小さい。ワーキングメモリとは、電話を受けながらメモをとるといった、注意すべきことを頭にとどめながら別の作業をするような記憶のかたち

原因
情報処理の問題

耳から聞く情報では内容を把握しづらい。特に「あれ、うまくやっておいて」など、口頭でのあいまいな指示では、具体的にどの仕事をどの程度なのか想像できない

悪循環になっている

悪循環
聞きなおすのをおそれる → 自分の判断でやってしまう → 指示と合っていない → ミスになる → 叱責される → 聞きなおすのをおそれる

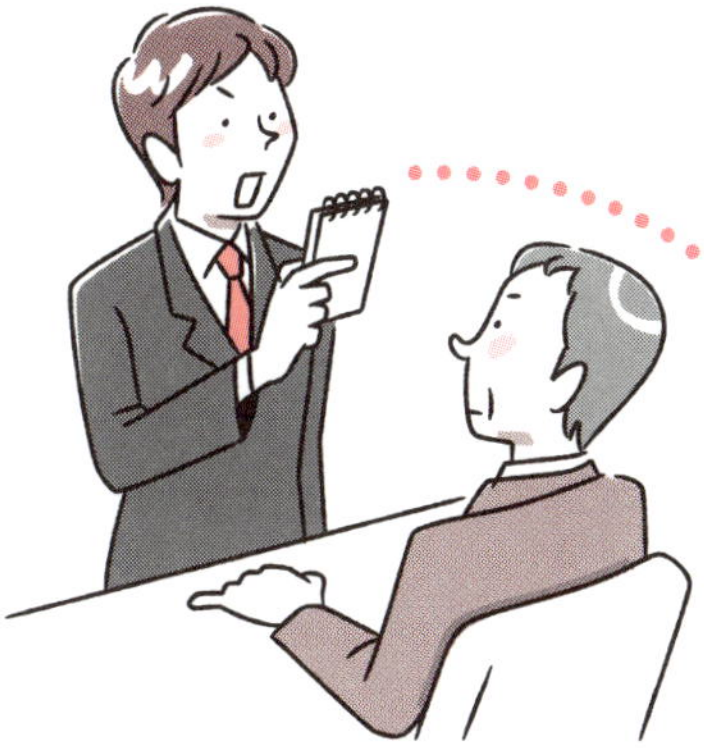

対策
すぐにメモをとる

とったメモは上司に確認すれば、さらに間違いを防げる

良循環になる

良循環
情報の文字化 → 確認しやすい → ミスが減る → 自信がつく → 情報の文字化

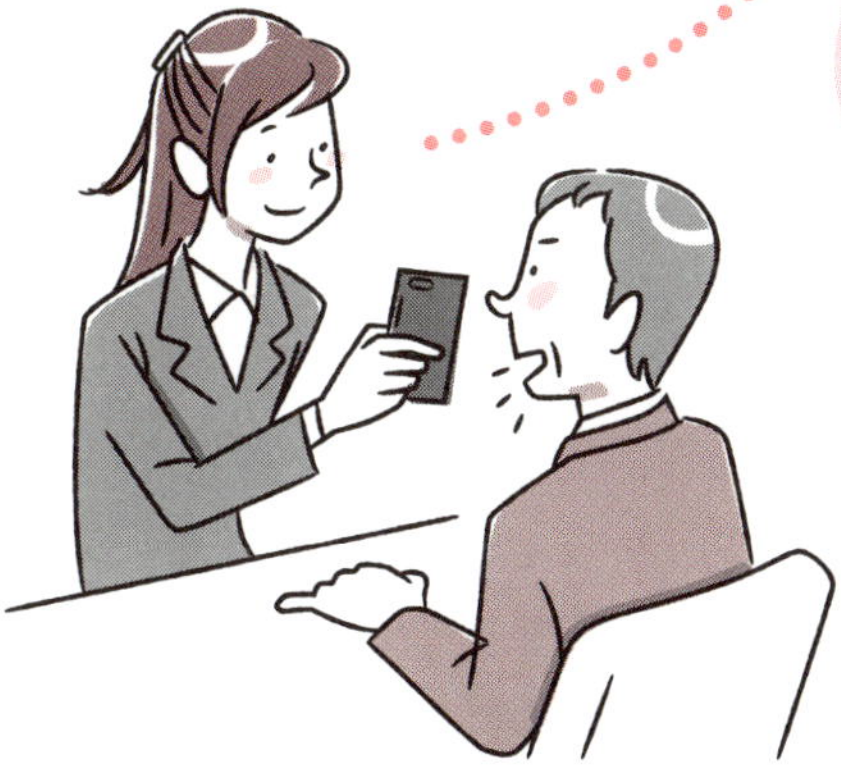

（障害者就労している場合）上司にお願いして、スマホに向かって指示を出してもらい、文字化機能を使う手もある

相手を怒らせずに頼む・断るスキル

Iメッセージとは、自分の気持ちや感じ方を伝えるスキル。相手を責める口調にはなりません。なにかを頼んだり、頼まれたことを断ったりするときには、Iメッセージで話しましょう。

相手を立てるように軽く頭を下げながら

仕事を頼むとき、頼み方を間違えると、断られるだけでなく、相手を怒らせてしまうこともあります。逆に、頼まれたときや誘われたときに、断らなくてはならないこともあります。失礼にならないようじょうずに断りたいものです。

どちらの場合も、相手のほうを向き、Iメッセージ（下記参照）で話しながら軽く頭を下げます。「ありがとう」「申し訳ない」といった、相手を立てている気持ちが伝わります。

例

「（私は）○○さんに仕事を手伝ってもらえると助かるのですが」

「この書類をチェックしていただけると、（私は）安心です」

「○○を貸してもらえると（私は）うれしいです」

頼む

一方的に頼むのではなく、相手の都合に合わせて、Iメッセージで話します。

相手の状況を見る

今、話しかけてよい状況かどうかを判断する（→ P20）

↓

相手の状況を聞く

「今、ちょっとよろしいですか」などと声をかける

↓

頼みたいことを話す

命令にならず、やわらかな依頼をする

Iメッセージ

自分（I）はどう思うか、感じるかで依頼する話し方

↓

YES

感謝の言葉を言う

引き受けてもらったら「ありがとう」のお礼や感謝の気持ちを伝える

NO

ひと言伝えて引き下がる

断られたら「無理を言ってごめんなさい」「また今度ご相談させてください」などとひと言伝えて、引き下がる

断る

だれでも、断られるのは不愉快なもの。ですから、ストレートに「できません」と断るのは失礼です。「残念ですが」などの「クッション言葉」を入れると、やわらぎます。

お礼を言う
「自分に声をかけてくれてありがとう」の気持ちを伝える

↓

クッション言葉
いきなり断るのは失礼。断る言葉を言う前に、ひと言はさむ

↓

断る言葉と理由を言う
なぜできないのか理由も伝える。正当な理由でも申し訳なさそうに言う

↓

おわびの言葉
せっかく声をかけてくれた相手の気持ちを立てる

↓

代替案
できることやできる時間などの代替案があるなら、提案してみる

例

「会食に誘ってもらってありがとう。せっかくだけど、その日は用事があって参加できないのです。ごめんなさい。次回の会食には、ぜひ行きたいと思います」

クッション言葉

せっかくですが
残念ですが
申し訳ございませんが
お誘いいただきましたのに
あいにく

会話を切り上げる

話題がわからない、など自分の都合や気持ちで会話を切り上げたいときがあります。相手を不快にさせないように、じょうずに切り上げましょう。

受け止める
相手の気持ちや話題をいったんは受け止める

↓

切り上げたい理由を言う
相手を責める口調にならないよう、ここもＩメッセージで話すとよい

↓

お礼や気持ちを伝える
会話をしてくれたことに対して、感謝の言葉を言う

例

同僚が別の部署の人の悪口を言っているとき
「そうか、たいへんな人なんだね。でも、ごめんね。ぼくはその人をよく知らないんだ。でも、注意するよ、教えてくれてありがとう」

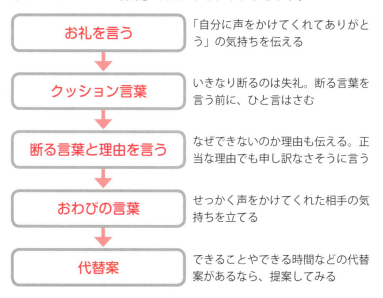

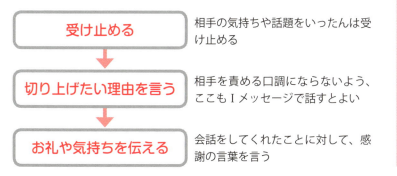

ものを減らし、大事なものは定位置を決める

自閉スペクトラム症の人のなかには、片づけが苦手な人もいます。片づいていないと作業の効率が悪くなります。机の上やロッカーなど、身の回りの環境を整理しましょう。

ものが多すぎることが最大の原因

発達障害のうちＡＤＨＤでは、片づけが苦手という人が多くいますが、自閉スペクトラム症でも、同じ困難をもつ人がいます。趣味や好きなものを集めて捨てられない、大事なものが取捨選択できないなど、ものが多すぎるのです。その結果、もの探しに時間をとられ、見つからないこともあります。これは時間のムダ。まず、不要なものを処分しましょう。職場で使わない私物は、捨てるか自宅に持ち帰ります。

2段階で片づける

片づけようとしても、どこから手をつければいいかわからない。その場合は、下記の順番でおこないます。

❶ ものを減らす

以前使ったが現在の仕事に必要がないものや、同じ用途のものが複数ある場合、それらを処分する。ただし、書類は保管しておく場合があるので、処分していいかを上司に確認する

❷ 定位置を決める

よく使うものは取り出しやすい位置に、保管しておくものは奥にしまう。使ったらもとの位置に戻すことも忘れずに

使いやすいデスクの例

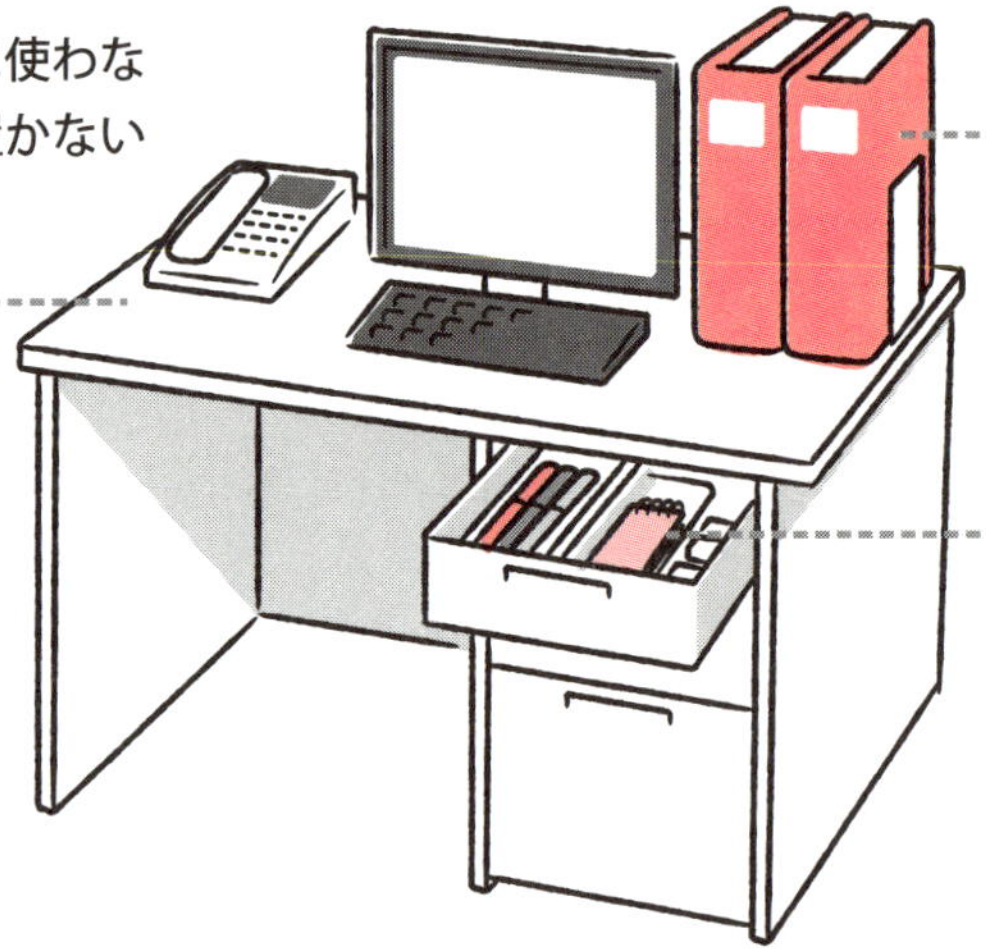
今の仕事に使わないものは置かない
日ごろ見る資料など
事務用品は取り出しやすい位置に
保管しておく書類などは、机ではなくキャビネットなどにしまう

3

働きやすくするために：自己管理

体調が悪くても
ストレスがたまっていても
なかなか気づかないという特性があります。
いきなりダウンしないように
コントロール法を知っておきましょう。

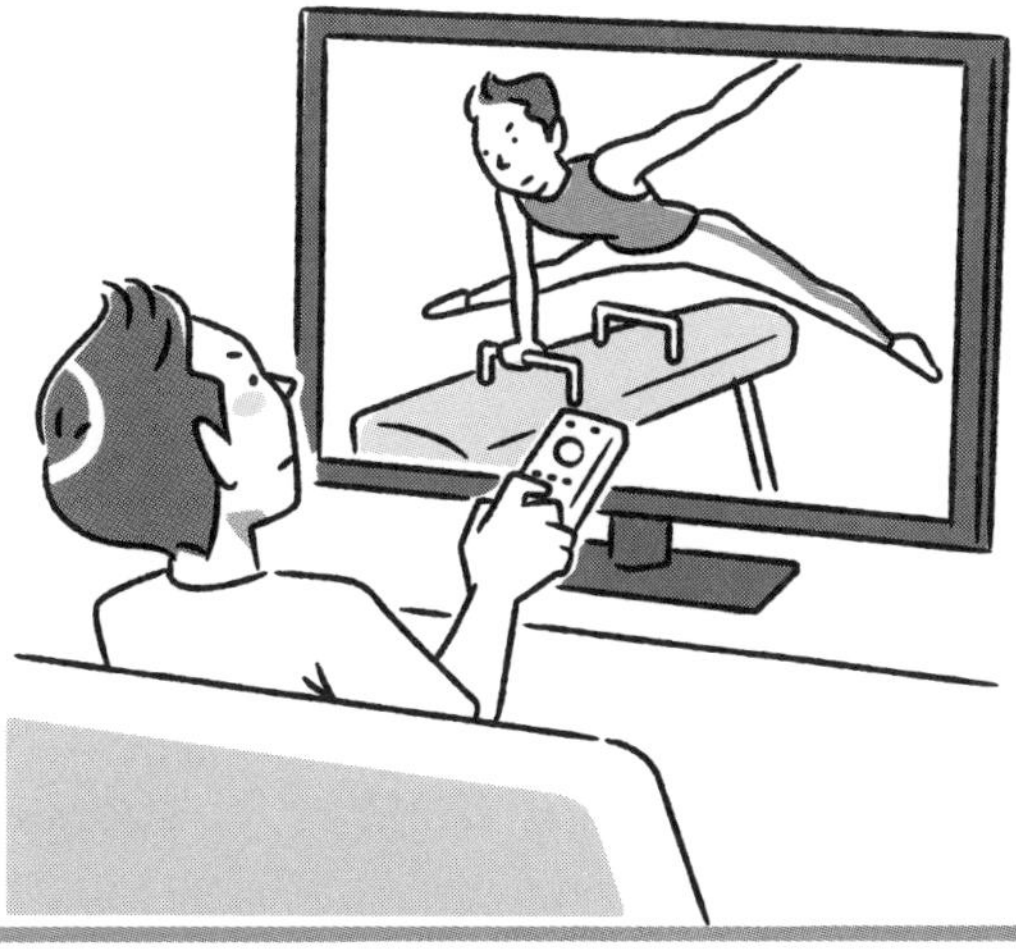

困難

心身の不調は特性によることも

音や光に過敏だったり、疲れやすかったりするのは、発達障害の特性ゆえです。けっしてやる気がないわけでも、能力が低いわけでもありません。なにより、自分自身を尊重してあげてください。

困難の例

感覚過敏や睡眠障害などがあって、仕事上での支障が出たり、周囲に理解されなかったりします。

音や光に敏感でつらい

周囲の人には気にならないようなコピー機の音、蛍光灯の光などの刺激が強すぎてつらい

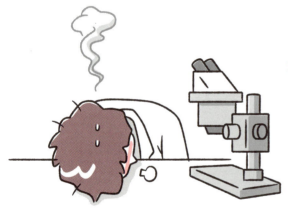

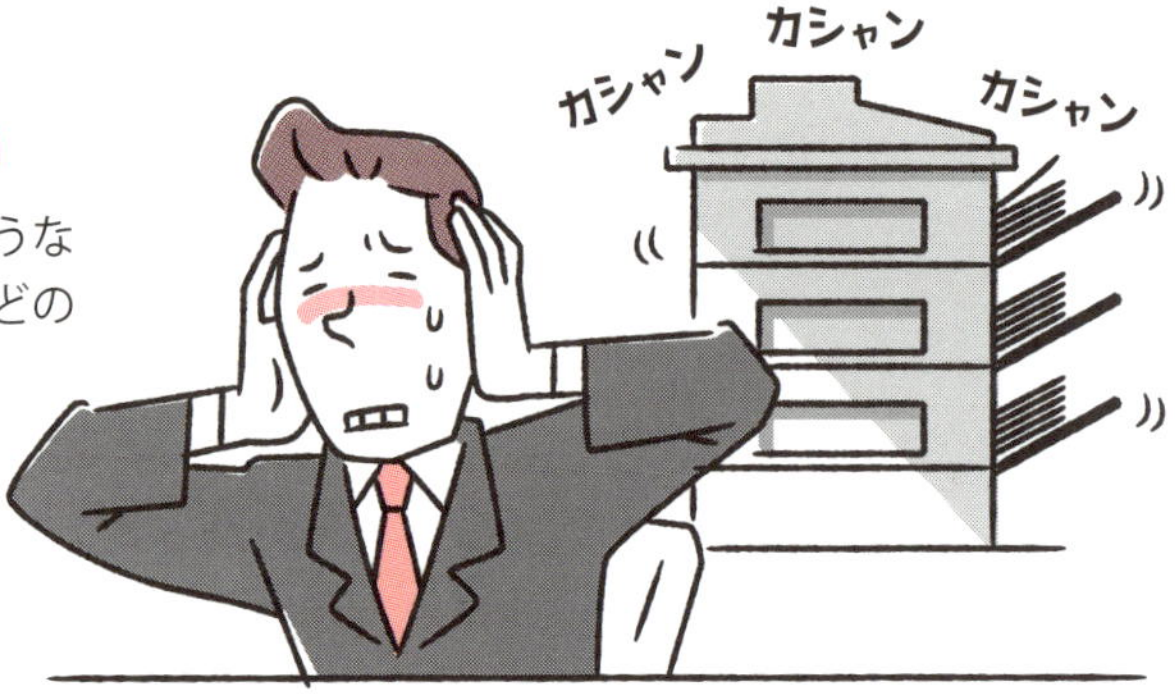

気分が落ち込む

自信がもてず、小さな失敗でもひどく落ち込み、なかなか気分が回復しない

疲れやすい

すぐに疲れて、仕事中なのに眠気におそわれ、落ちるように居眠りをしてしまう

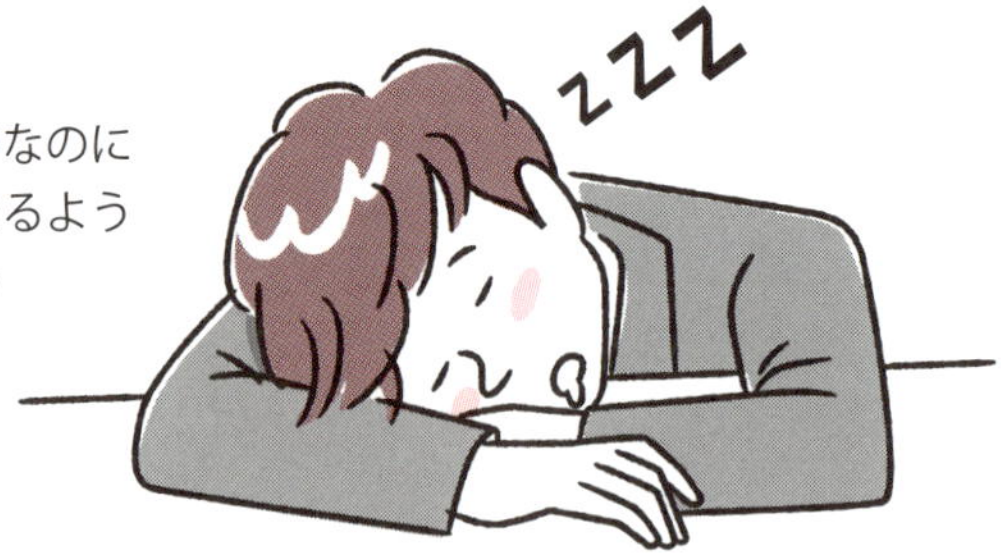

発達障害に伴いやすい特性

自閉スペクトラム症の特性は「コミュニケーションや対人関係が苦手」と「興味の偏りやこだわりの強さ」の2つ（→P8）とされますが、職場で困難をかかえる原因となる特性はほかにもあります。これらは子どものころからみられました。

協調運動機能の障害

・手先が不器用
・運動神経がにぶい。特に球技が苦手
・手と足の動きが連動せずバラバラ

視覚・空間認知の障害

・黒板の文字をうまく写せない
・鏡文字を書く
・ものの位置関係の把握ができず、ものにぶつかったりする

睡眠障害

・睡眠障害がある人は多い。不眠だけでなく、過眠も多い。しかし、過眠は不眠よりも本人の努力の問題とされやすい
・仕事中に居眠りをしたり、昼間ぼーっとしてしまって仕事の手がとまったりするので、やる気がないと見られがち
・脳内リズムが乱れているためと考えられる
・睡眠障害への対処をしないと、やがて昼夜逆転になって出勤できなくなる

感覚過敏・鈍麻

・音や光などに過敏
・鈍麻の人もいる
・聴覚過敏の人が多い

学習障害の問題

・文字の読み書きや、計算が極端に苦手など、学習障害の特性を伴いやすい

発達障害ゆえの不調ととらえづらい

個人で違いますが、自閉スペクトラム症には、さまざまな特性があります。仕事に支障を来《きた》すだけでなく、生活にも影響する特性で、生きづらさにもつながっています。しかし発達障害は見た目にはわかりづらい障害なので、こうした特性も、本人のやる気の問題だと受け取られがちです。

疲れて動けなくなる前に休むことが重要

自閉スペクトラム症の人のなかには睡眠障害がある人が少なくありません。そのため、仕事中に眠気におそわれ、がまんできなくなることがあります。また、疲れやすいことも影響しています。

一日中緊張しているので疲れてしまう

自閉スペクトラム症の人が疲れやすいのは、生きることに気を張っているためだと考えられます。

人間は情報が入ってきたときに、直感的に取捨選択して処理し、行動に移します。ところが発達障害があると、意識しないと行動できないため、脳は常にフル回転です。また、過集中する人もいて、やはり脳を使いつづけています。どちらも一日中緊張しているような状態ですから、疲れやすいのも無理はないでしょう。

睡眠障害もある人が多く、仕事中でも脳は休もうとします。眠気におそわれ、つい居眠りをしてしまうのです。

居眠りを防ぐ

疲れやすいからといって、仕事中に居眠りをしているのはよくありません。疲れはててしまう前に、休みをとります。

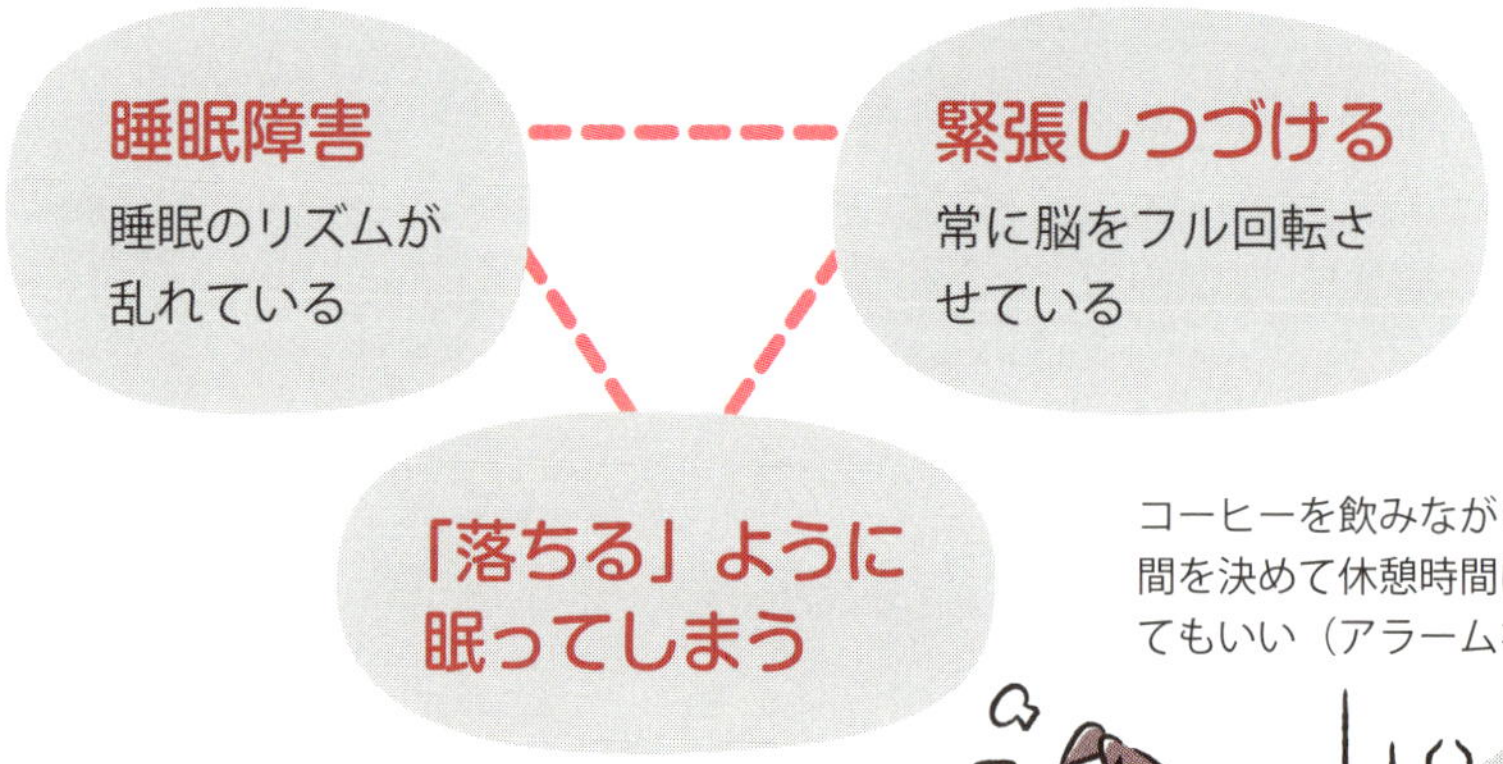
睡眠障害
睡眠のリズムが乱れている
緊張しつづける
常に脳をフル回転させている
「落ちる」ように眠ってしまう

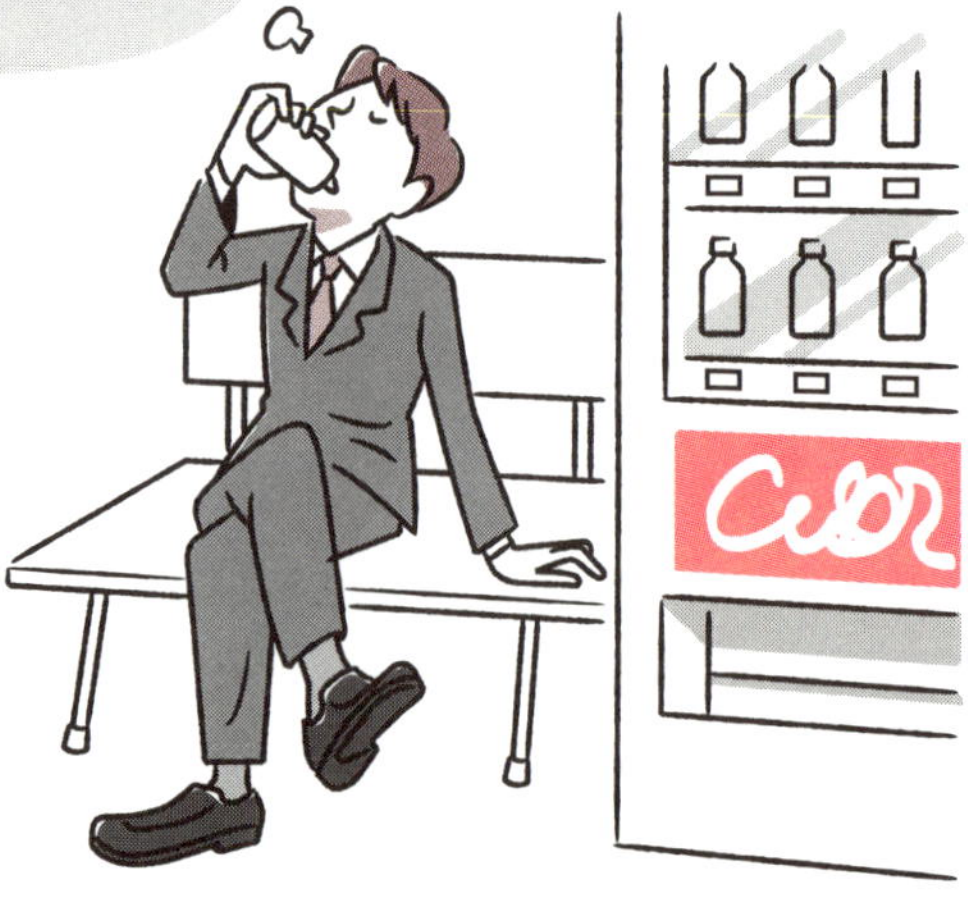

コーヒーを飲みながら休憩。時間を決めて休憩時間に少し眠ってもいい（アラームを鳴らす）

休憩時間を決めておく

自分が何時間くらいで疲れるかを見極め、マイ・スケジュールのなかに休憩時間を組み込んでおく。特にコミュニケーションにおいて緊張するので、ひとりになる時間をもつ

休日には休む

平日には休憩時間を決めて、適宜休みをとります。
休日にはしっかり休んで疲れをとりましょう。

休めない

休日に疲れがとれず、そのまま1週間が始まる人もいる。疲れがとれないと感覚過敏が強くなったり、居眠りをしてしまったりする

休み方がわからない？

休まないと疲れがとれないのに、休み方がわからないために、休日にかえって疲れてしまう人もいる

休み方をあらかじめ決めておく

当日の朝になって「どうしよう」ではなく、休日にすることを決めておこう。右記のようなことでもよい

24時間インターネットをしてしまう

発達障害の人は、ネット検索やネットゲームなど、ネットにハマりやすい傾向があると報告されている。インターネットをするなら、時間を決めて守ることが大事

趣味や好きなことをする

インターネット以外のこと。鉄道、アニメなどでもよい

運動を趣味にする

健康のためにも、運動はおすすめ。散歩でもよい

当事者の集まりに参加する

デイケアや当事者の会などに参加する

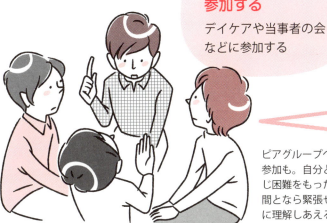

ピアグループへの参加も。自分と同じ困難をもった仲間となら緊張せずに理解しあえる

ピアグループの探し方

受診している医療機関で、部屋を用意するなど、患者さんの集まりをサポートしていることもある。また、地域障害者職業センターなど、各種センターで出会うことも。インターネット上で探すこともできる。参加する場合は、主治医に相談しよう

生活リズム

食事と睡眠をとる「とき」を管理する

自閉スペクトラム症の人は過集中や時間の感覚の弱さなどから、食事や睡眠のリズムが一定でない傾向があります。そのため睡眠障害を併発していることが少なくありません。

過集中しないよう時間で管理する

生活リズムが一定になりづらいのは、生来、体内時計がうまく働いていないという説もありますが、大きな問題は睡眠障害です。睡眠時無呼吸症候群などの病気も原因になりますが、なにかに熱中していたり、別のこだわりがあったりして寝る時間がずれてしまうのです。逆に、やることがなくてリズムがつけられない場合もあります。

就寝時間を決めましょう。特に翌日に仕事があるなら絶対です。過集中しないようアラームを鳴らすなどして「時間」を守ります。

原因を考える

食事や睡眠の時間がずれるのはなぜでしょうか。睡眠障害があるなら、その対策を講じます。睡眠時無呼吸症候群などの場合は、治療が必要です。

原因　時間の感覚が弱い

原因　体内時計が乱れている

原因　生活習慣を変えられない

●Bさんのケース●「一汁一菜」にこだわっていた

バランスのよい食事にこだわっていたBさん。残業で夜一〇時に帰宅しても、「一汁一菜」を作っていました。食べて寝れば夜中の二時。翌日は遅刻です。

Bさんには、なにが大切かを考えてもらいました。ちゃんと会社に行くことです。

そこで、日曜日にカレーを作ると決め、他の日はカレーのアレンジ料理にすることと、冷凍食品のストックを提案。今はだいぶ楽になったそうです。

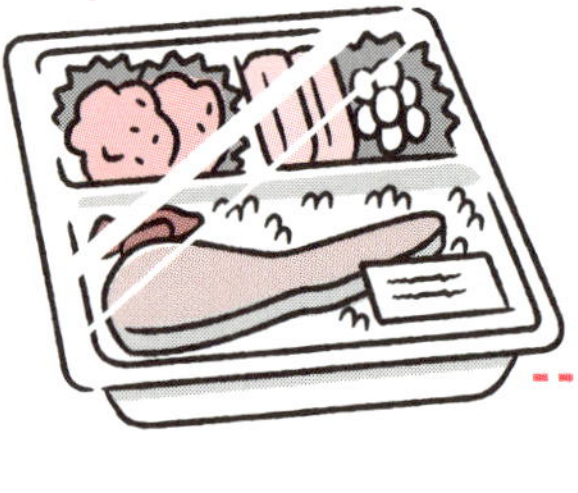

市販の弁当を買うことも選択肢にした

対策

スケジュールを決めておく

逆に、やることがなくてだらだらしている場合もある。帰宅してからのスケジュールを決め（下記参照）、紙に書いて貼っておく。予定をつめこみすぎる傾向がある。無理をしないように注意

対策

アラームを鳴らす

ゲームや読書に熱中して時間を忘れてしまうのなら、30 分に 1 回アラームを鳴らす

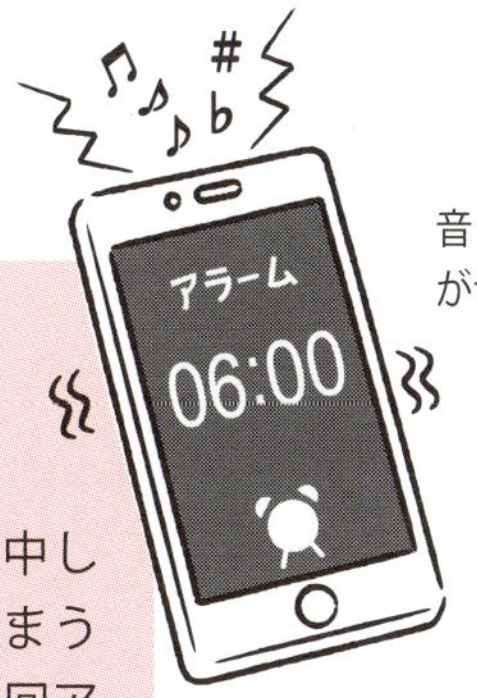

音や振動で集中が切れる

対策

朝は太陽の光でリセットする

起床時間を守る。体内時計は光をあびるとリセットされる

窓越しの光でもよい

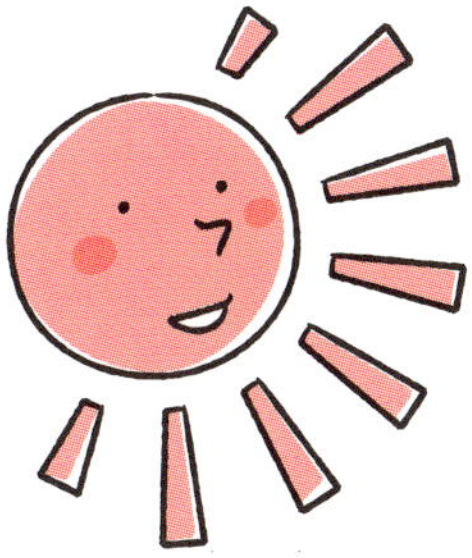

対策

優先すべきは元気に職場に行くこととする

社会的な責任をとることを、自分ルールより優先する。つまり、食事や睡眠の時間を守ることのほうが大切（P 50 コラム参照）

帰宅してからのスケジュール例

時刻	アラーム	やること	注記
6:30		帰宅	
7:00		着替えなど	
7:30	アラーム	夕食のしたく	ここははずさない
		夕食	
8:30		片づけ、テレビなど	
10:00	アラーム	入浴など	やっていることを切り上げる
11:30	アラーム	寝る	ここははずさない

身だしなみ

清潔でTPOに合った服装をする

職場では自分のこだわりや好き嫌いではなく、TPOに合った服装をします。基本的にはスーツですが、制服があるなら指定の服装をします。わからなければ入社前に確認しましょう。

仕事のときの服装を決めてしまおう

制服がある職場なら迷わなくてすみますが、ない場合、基本的にはスーツです。ラフな服装でよい職場もあります。職場での服装を制服のように決めてしまうのもよい方法です。一着だと洗濯できないので二着以上にするほうが無難です。大切なのは、清潔でTPOにはずれていないことです。

仕事上の会食など、ふだんと違う状況になるときは、上司に確認しましょう。「どのような服装で行けばいいですか」と相談するのは、恥ずかしいことではありません。

ＴＰＯとは

ＴＰＯの意味を知り、それぞれに合った服装にします。

Time	時	いつ
Place	場所	どこで
Occasion	場合	だれとどんな状況

合わせると

周囲の人に不快感を与えない

ＴＰＯに合わせれば悪目立ちすることなく、周囲の人に不快感や違和感を与えずにすむ

ここもチェック

チェックしてみて、該当するようなら、すぐに直しましょう。

洗濯してある？
汚れがついたまま、シミがあるなどは不潔な印象

しわになっていない？
いいかげんなしまい方をしているとしわだらけに。だらしない印象に

ボタンがとれていない？
ボタンがとれたままだと不便だし、だらしない印象に

臭くない？
見た目に汚れていなくても、体臭や汗の匂いがあると、不潔な印象

職場での服装

制服がないなら、スーツが基本です。
就職活動の面接時から注意しましょう。

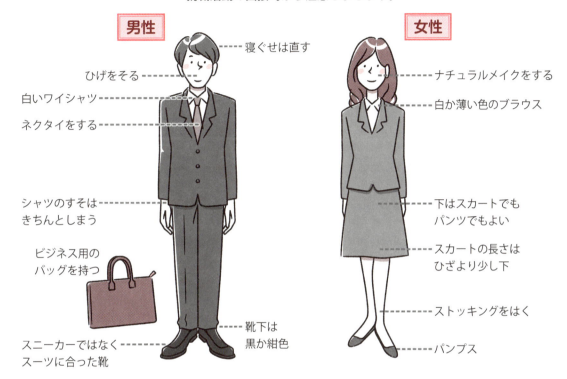

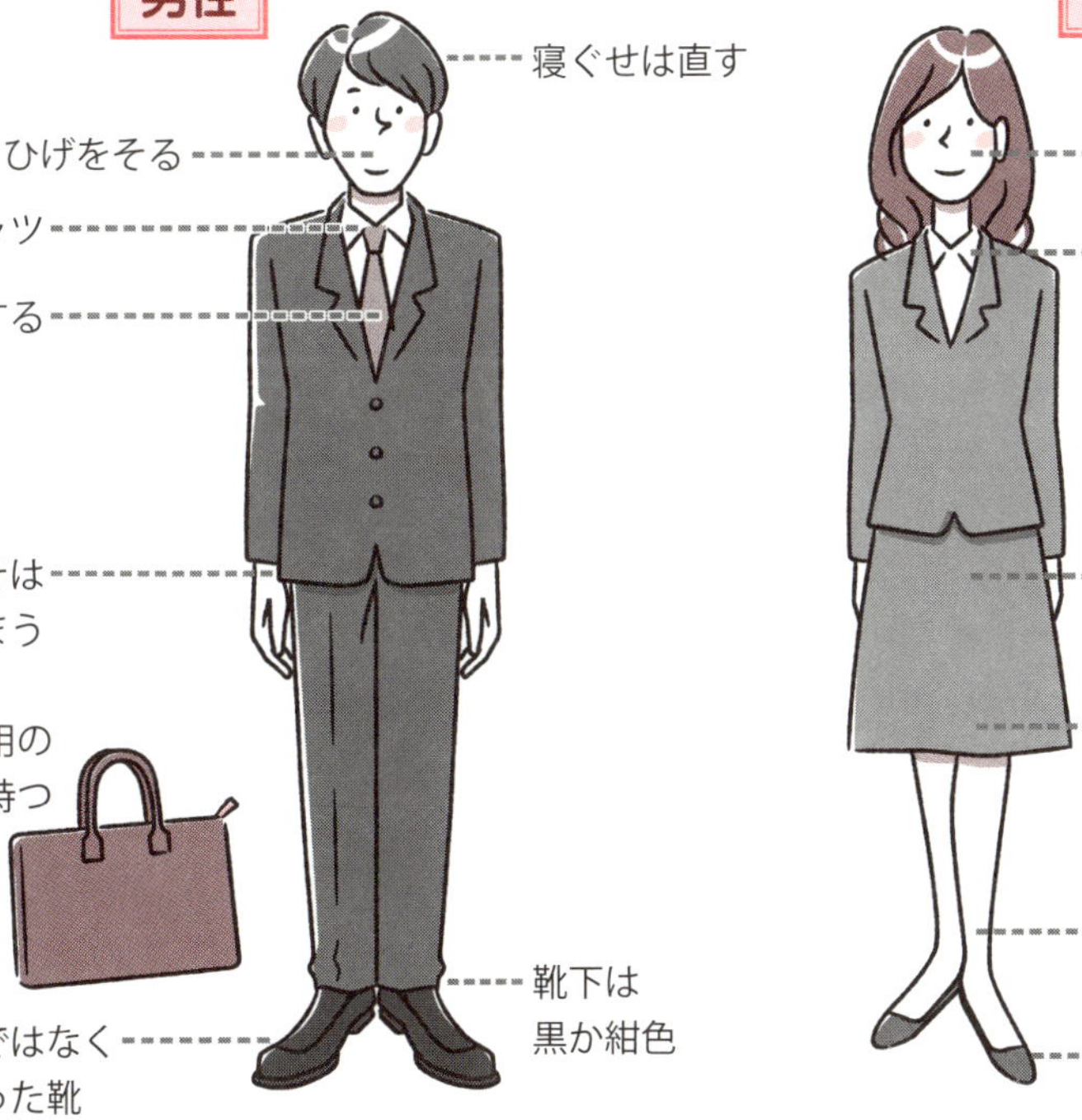
男性
寝ぐせは直す
ひげをそる
白いワイシャツ
ネクタイをする
シャツのすそは
きちんとしまう
ビジネス用の
バッグを持つ
靴下は
黒か紺色
スニーカーではなく
スーツに合った靴
女性
ナチュラルメイクをする
白か薄い色のブラウス
下はスカートでも
パンツでもよい
スカートの長さは
ひざより少し下
ストッキングをはく
パンプス

気温によって服装を決めておく

服装に迷う人は、天気予報の気温を目安にしましょう。

25℃以上	半袖。ハンカチも忘れずに
21～24℃	長袖
16～20℃	長袖＋カーディガン（または上着）
12～15℃	スプリングコート／トレンチコート
11℃以下	厚手のコート

休みの日に天気予報を見て、１週間ぶんをコーディネイトして、ハンガーにかけておく人もいる

ストレス

自分なりのコントロール法を見つける

なぜか体調が悪い、イライラする、いつもしないような失敗をした――じつはストレスがかかっていたせいだということがあります。ストレスを認識するところから始めましょう。

ストレスについて知っておこう

自閉スペクトラム症では、自分の心身の状態をとらえづらいという特性があります。そのため、ストレスがかかっているせいで不調になっていることが周囲の目には明らかなのに、本人は気づかないこともあります。

まず、ストレスとはなにか、ストレスがかかったときどうなるかを知りましょう。そして、どう解消するか、自分なりの方法を見つけておきましょう。

ストレスに気づく

ストレスがかかるとどうなるか。その症状からストレスがあることに気づけます。ストレスによる症状は人それぞれで、例えば下記のように現れます。

心に現れる

- 興味や関心、意欲の低下
- イライラする
- 不安
- 気分が落ち込む
- 落ち着かなくなる

体に現れる

- 不眠
- 食欲不振
- 胃腸症状
- 頭痛など身体の痛み
- 動悸、息切れ

行動に現れる

- 飲酒量増加
- 喫煙量増加
- 仕事のミスが増える
- 浪費が増える
- 無茶食い

こんなことはない？

ストレスになりやすい要因があります。最近、下記のようなことはなかったでしょうか。

音や光
感覚過敏がある場合

睡眠不足
就寝時間が遅くなっていた

急ぎの仕事
予定外の仕事が入った

緊張
ふだんと環境が変わったなど

ストレスのもとになる要因を「ストレッサー」という

コントロール法

ストレスによる症状が現れるまでは３段階あります。どの段階にアプローチできるかを考えてみます。

ストレスのもとになるできごと、状況

ここに働きかける

- ストレッサーじたいを解消する
- 問題を解決する
- 環境を変える

例えば、こうしてみたら

〇〇のためにストレスがかかっていると、上司に相談する。その場から離れるのもよい

どう受け取ったかどう解釈したか

ここに働きかける

- できごとの受け取り方や解釈（認知）を変える
- 対処スキルを獲得する
- 外部の支援を受ける

例えば、こうしてみたら

「リフレーミング」（→ P58）で視点を変える

ストレス反応として現れる

ここに働きかける

- 休養、睡眠、栄養、運動
- リラクゼーション
- 感情のコントロール（→ P 56）

例えば、こうしてみたら

入浴や散歩、アロマなど一般的に知られているストレス解消法をおこなう

● Cさんのケース ●

ミサンガで自己チェック

自分の心身の調子を認識しづらいCさんは、ミサンガを腕につけて、ときどき見ては自分の調子を確認しているそうです。体調が悪いことを忘れてしまうからです。

毎朝、起きたときの心身の状態はどうかと考えて、よさそうなら緑、普通なら黄色、危険なら赤いミサンガをつけます。緑のときは残業など仕事で少し無理をしてもだいじょうぶですが、赤いときはあまりしゃべらないようにするなど、コントロールします。

そのおかげで最近はひどい疲れや落ち込みが減りました。

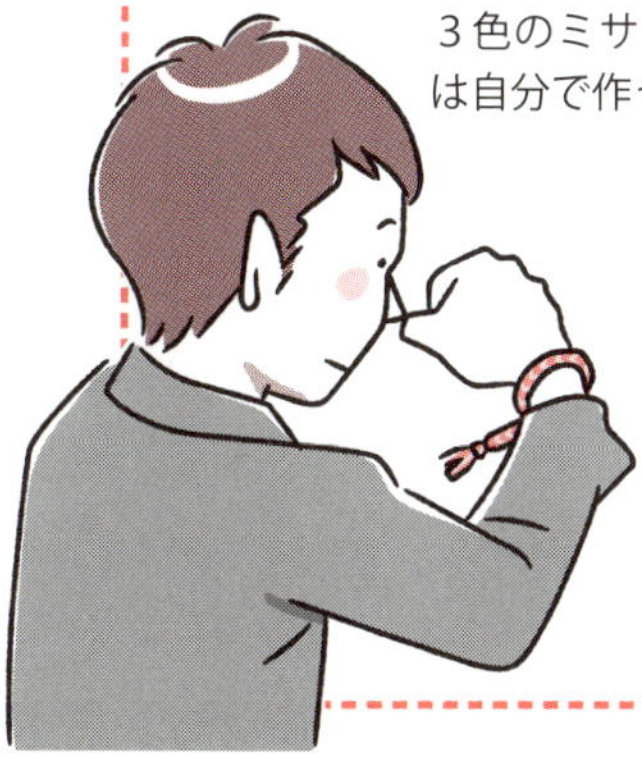

３色のミサンガは自分で作った

感情

怒りや不安に押しつぶされないように

自閉スペクトラム症の人は、感情のコントロールが苦手です。怒りや不安が続くと、心身の調子が悪くなり、ときにはうつ病などの二次障害が生じることもあります。

「とらわれ」に気づき見方を変える

だれでもストレスがかかると怒りや不安を感じるものです。しかし、ものの見方を変えたり、ストレス解消法をおこなったりすることで、気分は切り替わります。怒りや不安を感じたとき、それらのネガティブな感情にとらわれず、ものの見方を変えてみましょう。

まず、自分がネガティブな感情にとらわれていることに気づくことがスタートです。ひとりで考えるのがつらく、難しければ、支援者にアドバイスを求めましょう。

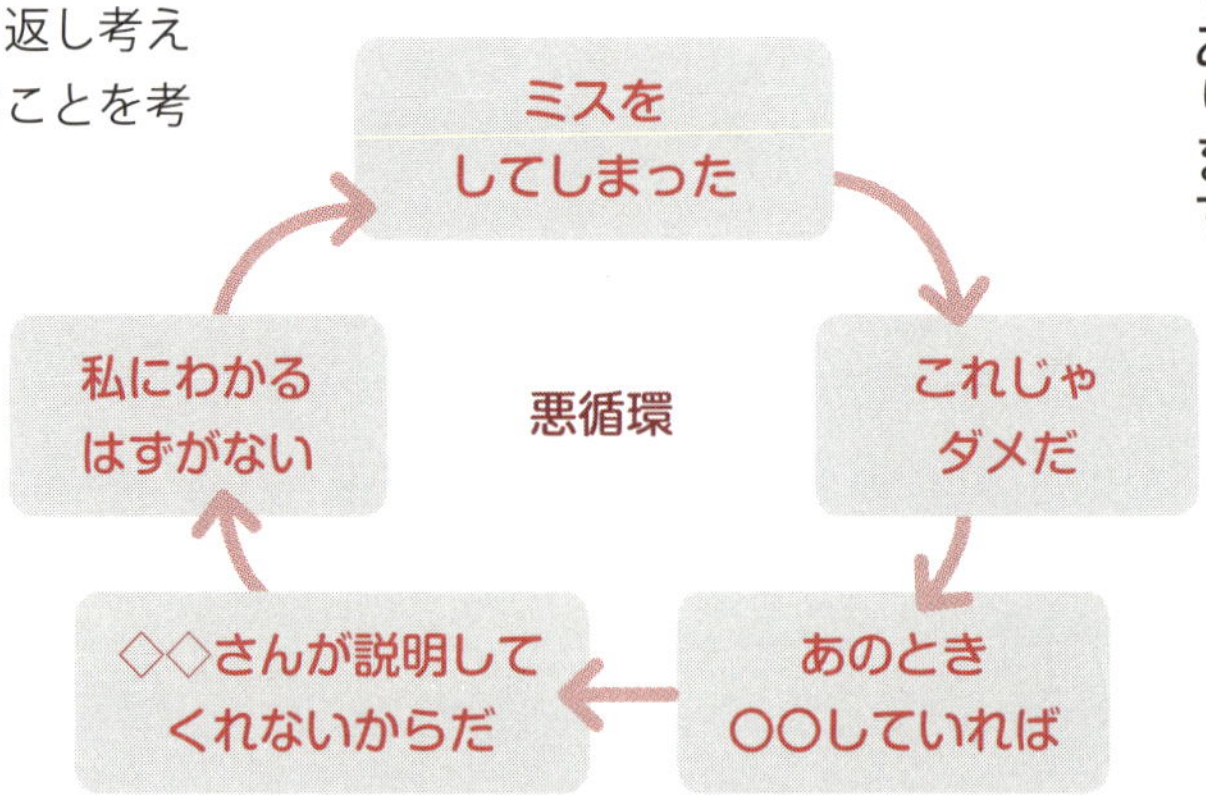

悪循環
ミスをしてしまった
これじゃダメだ
あのとき○○していれば
◇◇さんが説明してくれないからだ
私にわかるはずがない

気づいていないなら

怒りや不安にとらわれていることに気づいていないなら、心身の調子に注目してみます。

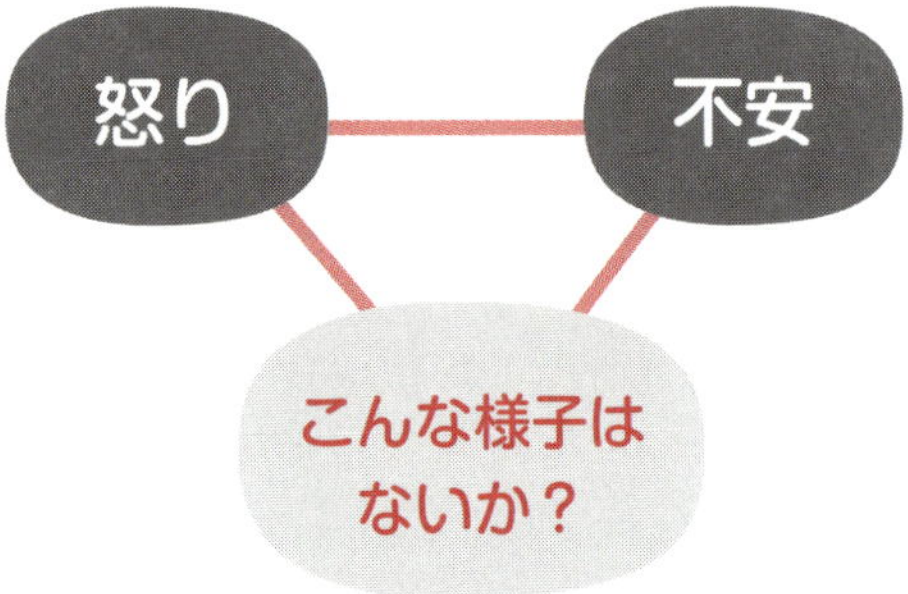

怒り
不安
こんな様子はないか？

- 動作や言葉づかいが乱暴になっている
- 眠れない
- ため息が増えている
- 視線が下がっている
- 体に力が入らない

ネガティブな感情にとらわれているのでは

考えても仕方のないことをくり返し考えては、くよくよしている。同じことを考える悪循環に陥っている

気づいていたら

ネガティブな感情にとらわれていることに気づいたら、そこから抜け出すようにします。気分を変えるのが最初のステップ。ものの見方を変えることができたら、ステップアップしたといえます。

気分を変える

気分転換。ネガティブな感情から意識をそらす

散歩に出かける

その場から立ち去る

他のことをしてみる

5分でもいいから寝る

川のせせらぎなど、なにかの音を聞く

なにか食べるか水を飲む

認知を変える

自分がとらえている以外に、そのものごとのとらえ方はないのか。客観的に見直してみる

▶P58参照

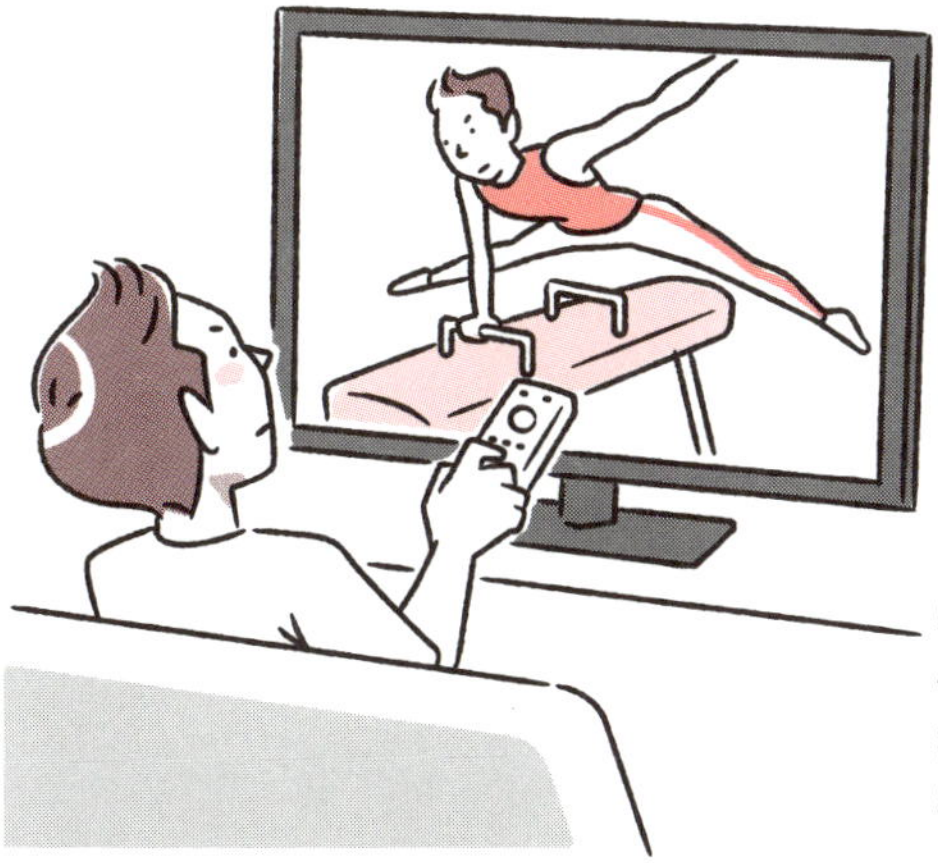

客観的に見直すとは体操選手が自分の演技のＤＶＤを見て分析するようなこと

過去のつらいシーンがよみがえるフラッシュバック

自閉スペクトラム症では、学生時代にいじめられたシーンなど、過去が映像としてよみがえることがあります。過去にあったことを今のことのように感じるタイムスリップ現象で、くり返し起こります。

想起の程度は人によって違います。「そういうことがあったなぁ」という程度の人や、映像、におい、対人的な記憶なら相手の声などが想起される人、パニックになる人もいます。

フラッシュバックが起きたら、静かな部屋に行くなど、クールダウンをします。また、なにがひきがねになるかを把握し、それを避けるようにします。根本的な治療法ではありませんが、対症療法として薬を使うことがあります。

「リフレーミング」で視点を変える

ものごとをどのようにとらえるかを認知といいます。ネガティブな感情にとらわれているときや、自己否定感が強いときには、認知を変えるリフレーミングをおこなってみましょう。

視点を変えて選択肢を増やそう

自閉スペクトラム症の人は、過去の失敗体験や叱責を受けた体験から、自己評価が低くなっている傾向があります。時間をかけて形成されてきた信念のようになっていて、なかなか変えづらいのですが、認知を変えて、自己評価を回復させましょう。

起こったできごとの意味は受け取り方しだいです。視点を変えれば、同じものごとに違う意味づけができます。そのなかから、納得できる意味を採択しましょう。

マイナスに受け取りやすい

これまでの経験から、つい否定的に受け取るような思考になっていないでしょうか。客観的に見れば、けっして否定されているわけではないことも少なくありません。

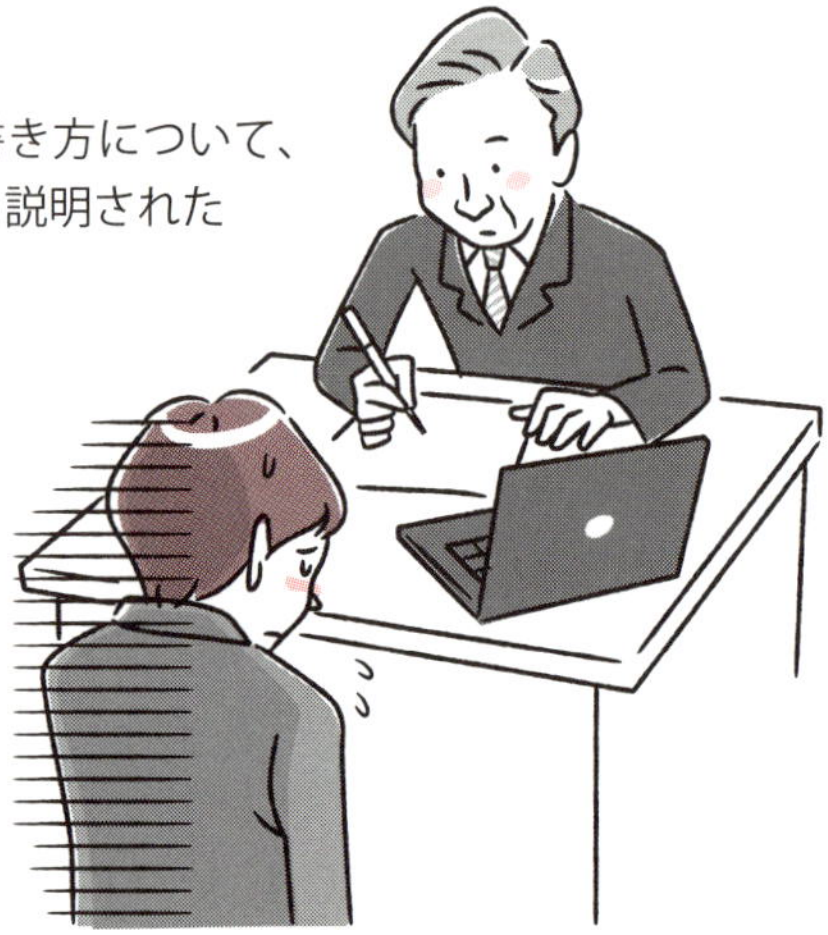

書類の書き方について、上司から説明された

自分はなんてダメな人間なんだ

上司は淡々と説明しているだけなのに、自分で叱責されていると思い込み、自己評価を下げてしまう

次は失敗しないようにしよう

「期待してくれているから、注意してくれるんだ」と考えることもできる

忠告やアドバイスをしてくれているのでは？

「もうダメだ」と落ち込む人だけでなく、「なぜそんなこと言われなくてはならないんだ」と、怒りがわいてくる人もいる。どちらの場合も、忠告やアドバイスではないかと、冷静に聞くようにしたい

リフレーミングとは

形の違うフレームをあてるように、ものごとに対して異なる見方でとらえることです。無理にポジティブに見ようということではありません。別の見方をすれば、視野が広がり、思考が変わります。

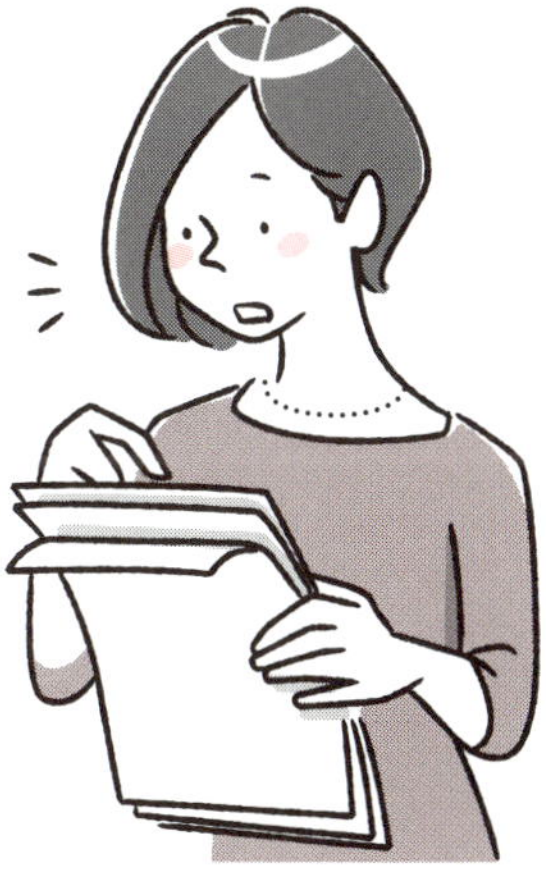

作成した書類にミスを発見した → **やっぱり私はダメだ**

なんというミスをしたのか。なにをやっても私はダメだ

↓

フレームを替えてとらえ直す

今気づいてよかった

まだ提出前。すぐに報告・相談すればなんらかの対策が立てられる

これは本当にミスなのか

指示された書式とは違うが、このほうがわかりやすい書式かもしれない。相談してみよう

これからは注意しよう

すぐに訂正し、同じミスは二度としないように気をつけよう

リフレーミングの例

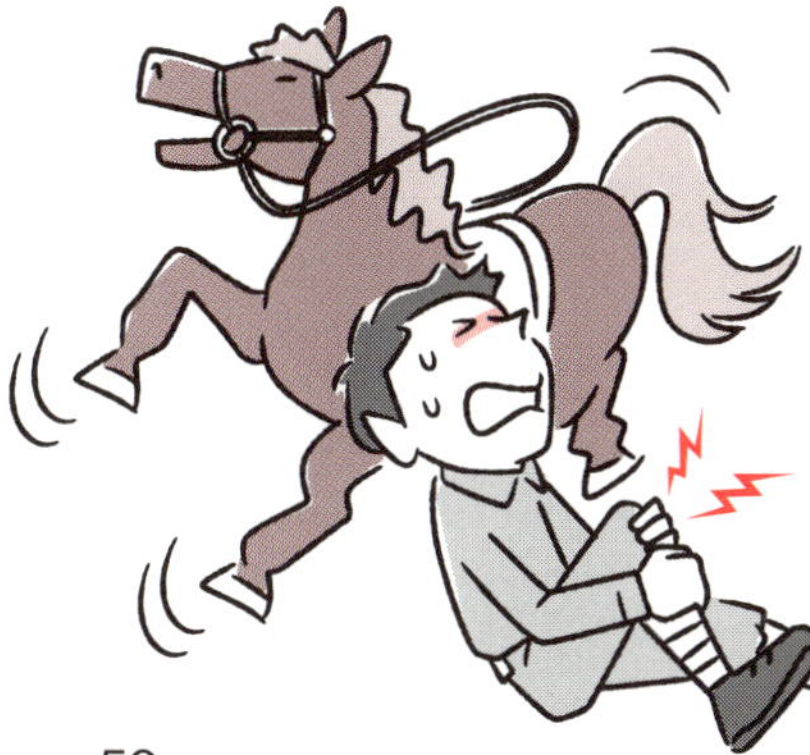

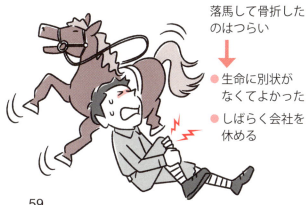

落馬して骨折したのはつらい

↓

- 生命に別状がなくてよかった
- しばらく会社を休める

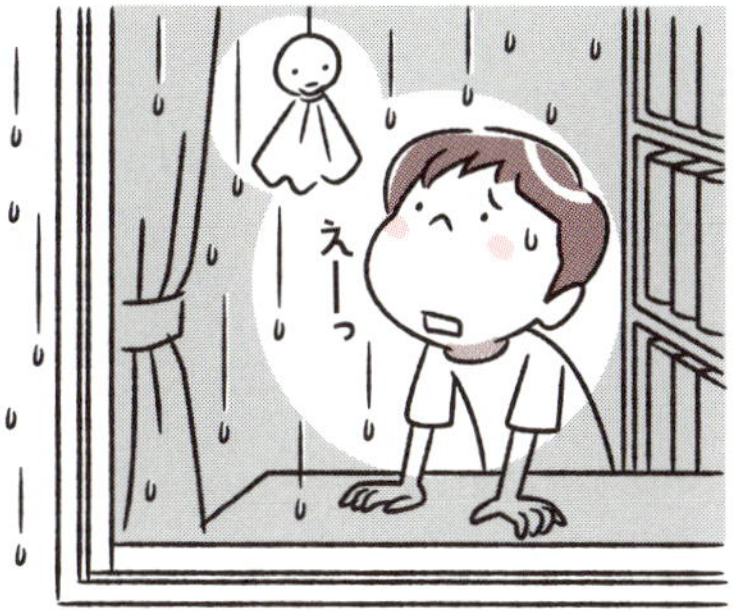

遠足が雨天で順延してがっかり

↓

- 延期された日までワクワクできる
- 買ったおやつを今日食べられる

ノート

自分の特性をリフレーミングしてみよう

リフレーミングを身につければ、自閉スペクトラム症の特性へのとらえ方が変わります。就職活動や職場で、自分の特性を説明するときにも役立つでしょう。

日ごろ感じている「自分」は	リフレーミングしてみると
例　臨機応変な対応ができない	一貫性がある、マニュアルをきっちりこなす

思いつかない人はＰ12を参考に

4

職場の人へ：

特性を理解しよう

自閉スペクトラム症の人は
まじめにコツコツ働きます。
特性を理解し、
本人に合った仕事や環境を整え
能力を生かしましょう。

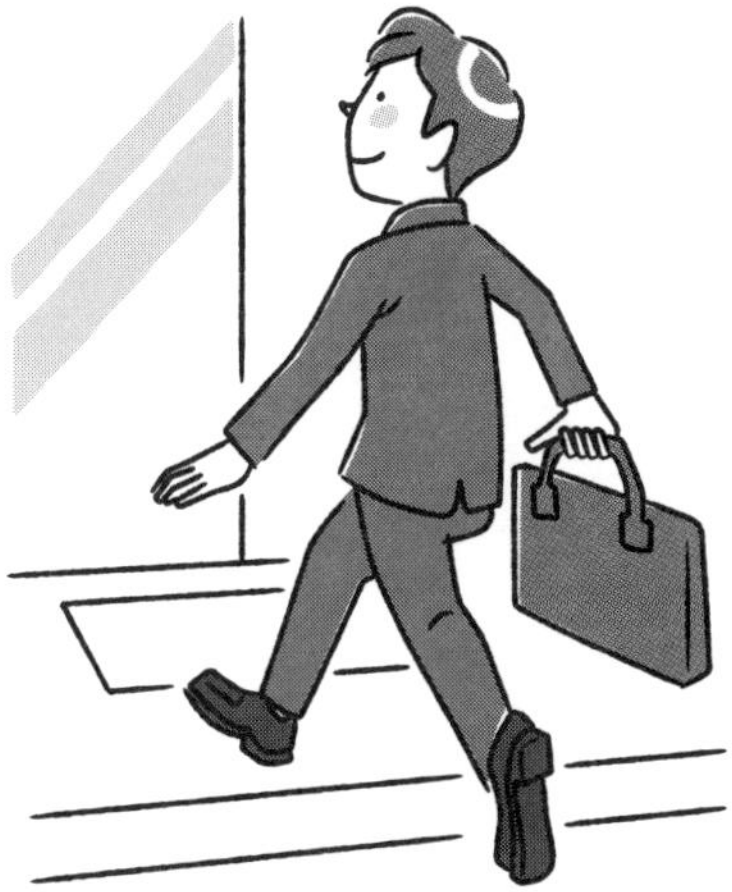

面接だけでなく実習期間を設けたい

自閉スペクトラム症の人の雇用を考えるなら、一度の面接で可否を決めないでください。面接では緊張して全然しゃべれない人も、慣れてくれればコミュニケーションがとれるようになってきます。

ハローワークでの障害者の就職状況

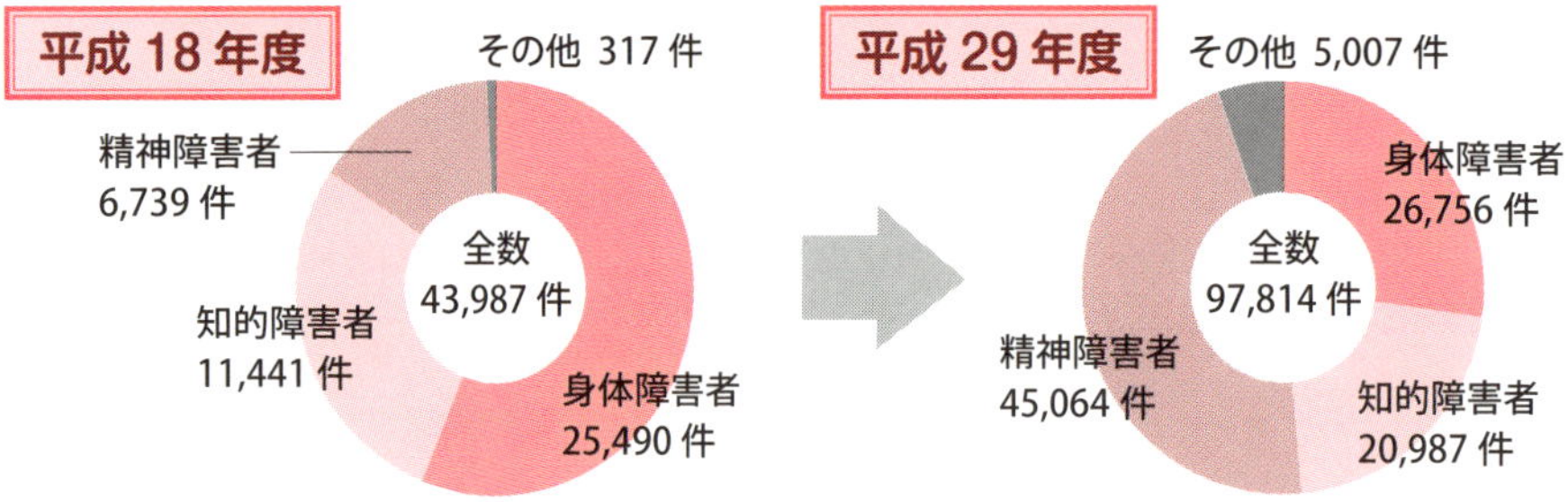

この 10 年で、発達障害を含む「精神障害者」の雇用者数が大きく増えた

特性を理解すれば職場の戦力になる

自閉スペクトラム症の人が、仕事に就くことは可能です。特性に合った仕事なら、熱心にきちんと働きます。

近年は障害者雇用率制度が変わり、精神障害者の雇用が増えています。発達障害への理解も進み、雇用率も年々上がっています。（ただし、上図はハローワークに行った新規就職者数。障害者雇用全体では精神障害者はまだ小数）。

しかし、まだ理解が十分とはいえません。例えば、面接だけで採用を決めようとする職場が少なくありません。また、採用後には仕事に合わせて特性を直そうとする職場もあるようです。

対処の基本

発達障害は生来のものなので、特性は変わりません。本人に合った働き方を準備するほうがうまくいきます。

特性を直そうとしないこと

↓

仕事のやり方や環境を本人に合わせる

本人の適性

何の仕事が向いているかを単純化していうことはできません。どのような仕事も、職場の人間関係や具体的な仕事内容によるからです。ただし、向いている仕事の傾向はあります。

向いている仕事

- マニュアルどおりに毎日くり返すような仕事
- 興味があって蓄積した知識を生かせるような仕事

例　経理・財務、法務、
　　プログラマー、エンジニア、
　　塾での問題作成

本人の特性と職場の環境は個別差が大きいので、一概にいえない

向いていない仕事

- 急な対応が求められる仕事
- 耳で聞いて情報収集する仕事

例　接客業、受付、
　　パターン化されていない
　　コールセンター

採用までのポイント

職場側も本人も、実際に体験してみないとわからないことが多いので、面接だけでなく実習期間を設けることが重要です。

面接

緊張してなにも言えない人もいる

実習

慣れてくれば「その人らしさ」が見えてくる

休日をはさんだ1週間以上の実習を

本人：休日にしっかり休んで疲れがとれるかをチェック

職場：休み明けに元気に出勤してくるかをチェック

本人にも職場にも

本人：想像力の障害があるので、体験することが重要。就活の段階で、実習がある企業を探そう

職場：個別の特性を見よう。例えば、コミュニケーションがどのくらいとれるか、ヘルプが出せるかなどを見てほしい

面接

会話ができるようになっている人もいる

本人に合うやり方を見つけられるかがカギ

「本人の特性を理解して仕事の内容や環境を調整しよう」といっても、簡単なことではありません。特性は個人差が大きく、本人に合うやり方が見つかるまで数ヵ月かかることもあります。

特性を見るヒント

個人差が大きいとはいえ、自閉スペクトラム症として共通する特性はあります。

本人ができること

- **ルールやマニュアルがしっかりしていること**
- **数字や論理、豊富な知識で対応しやすいこと**

上記の２要素がある業務なら、しっかり働ける可能性が高い。本人なりのルールやマニュアルをつくることで作業ができる場合もある

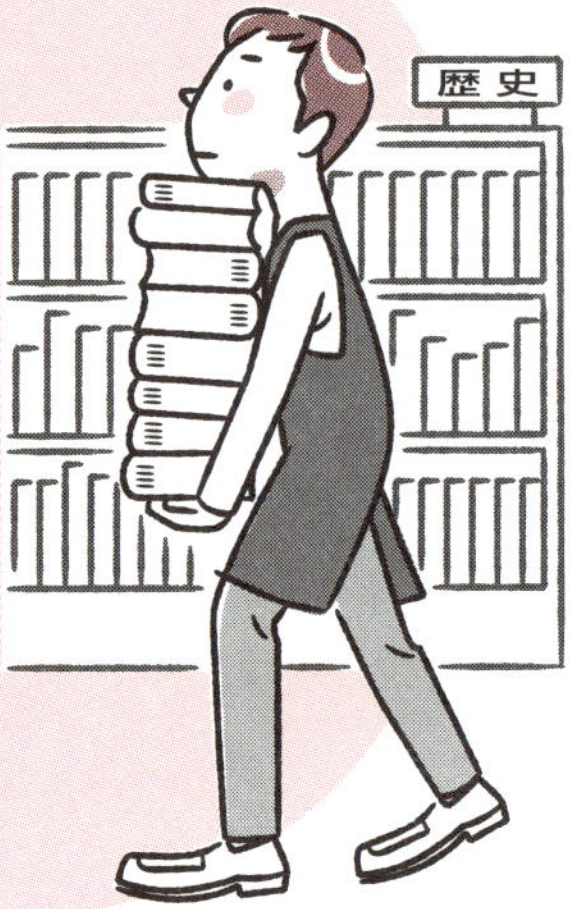

図書館にある40万冊の本の収蔵場所を覚えているＤさん。本の管理のほか、得意な英語を生かして外国人向けのパンフレットやホームページの作成も担当

ありがちな誤解

- **みんなといたくないようだ**
  →全員そうではない。ひとりでいるのが好きな人もいるし、みんなといるのが平気な人もいる
- **感情がない**
  →喜怒哀楽はあるけれど、表に出せないだけ。怒りや落ち込みは表せる人もいる
- **自閉スペクトラム症の人はみな同じ**
  →個人差が大きく、共通するのは「できること・できないこと」のばらつきが大きいこと。その内容は人それぞれ
- **理解力がない**
  →ＩＱがたいへん高い人もいる。視覚的・論理的に伝えれば理解できる

本人に聞くのがいちばんの近道

特性に合った仕事の内容や環境を見つけるには、本人に聞いてしまうのがベストかもしれません。

その場合、「働きづらいことがありますか」など漠然と聞くのではなく、「照明は明るすぎますか」「○○の作業はできそうですか」などと具体的に聞きます。

本人に聞くなら

「本人を理解しよう」という質問を投げかけることが重要です。やり方や環境を本人に合わせます。

配属 想像力の弱さがあるので「できそうだ」と答えた作業でも、実際にやってみると困難なことも。体験の機会を設けたい

上司 相性は事前にはわからない。障害を理解しようという姿勢の上司が望ましい

環境 音や光など感覚の過敏があるか確認。上司の席の近くか遠くがいいかは本人による

自己紹介書（例）

得意な作業や配慮してほしいことなどを、本人と職場の人と一緒にまとめ、職場の共通理解にするとよいでしょう。

予めつくっておきたい

面接時か、遅くとも本人が働き始めるまでに作成しておこう

氏名
診断名

	強み	課題	対処／配慮
作業面	・リサーチすること ・1度覚えたら忘れない	・あたらしいものごとを理解するとき少し時間がかかる	・対処：メモをとる ・お願いしたいこと：最初は具体的に教えていただけると助かります
対人面	・人前に立つことにプレッシャーを感じない	・社会経験が少ないため、人の顔色などから感情や要求を察することが苦手	・対処：わからないことは質問する ・お願いしたいこと：至らない点があったら直接ご指導いただけると幸いです
思考や行動	・時間どおりに通勤することには自信がある	・業務が遂行できているか不安になることがある	・対処：目の前の業務に集中し、確認する ・お願いしたいこと：業務に慣れるまでは見直す時間をいただけると安心です

対応①

就労上での困りごとは四ジャンルある

仕事の内容をどう伝えるか、本人をどう理解すればよいかなど、職場の人は悩んだり迷ったりすることがあるでしょう。働きつづけてもらうために、周囲の困りごとへの対応の基本を考えてみます。

困りごとの４ジャンル

職場の人にとっての「困りごと」のほとんどは、特性に関わっています。大きく分けて４つのジャンルになります。

対人コミュニケーションの問題

人間関係がうまく構築できない。コミュニケーションの齟齬《そご》から仕事内容を誤解したり、理解できなかったりする→Ｐ68

作業遂行能力の問題

仕事がうまく進められない。呆然としているように見える、仕事上のミスが多いなど、仕事ができない人だと判断しがち→Ｐ70

感情コントロールの問題

ストレスがたまっているのか、気持ちが不安定になりやすい。「どうせ私など」と落ち込みがひどく、うつ病になることもある→Ｐ72

その他の問題

やる気が感じられない。しょっちゅう居眠りをしている。感覚過敏があるなら申し出てほしい→Ｐ72

本人に理由がわからないまま解雇も

あきらめたり、支援できないと判断したりして、解雇を申し渡すこともある。しかし、本人は周囲が困っていることに気づかないので、解雇の理由がわからないことも多い

安易にあきらめず工夫していく

本人なりの働き方を軌道にのせるまで、試行錯誤のくり返しでしょう。暗礁に乗り上げることがあるかもしれません。

しかし、本人も職場の人も安易に「努力が足りないから」と判断したり、「無理だ」とあきらめたりしないでください。お互いに歩み寄り、工夫していきましょう。特性から考えれば、対応のヒントが見つかるはずです。

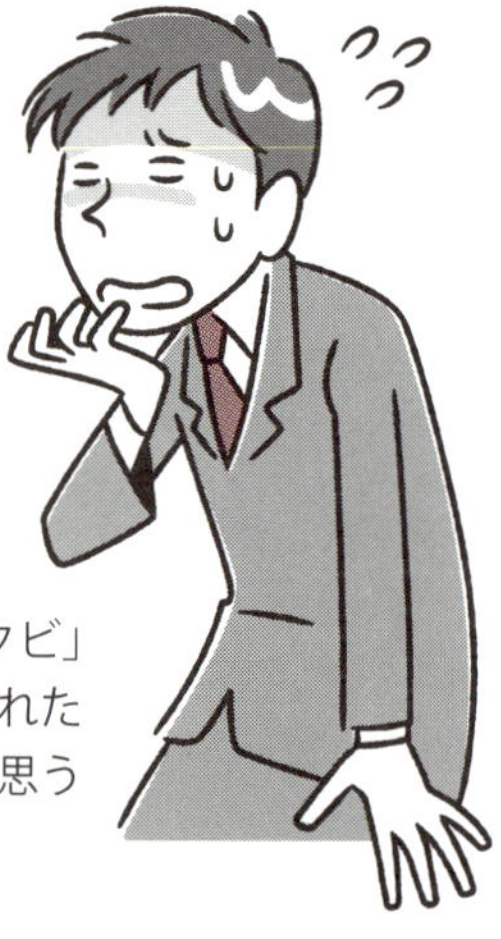

突然「クビ」と言われたように思う

対応方法のキーワード

困りごとへどのように対応していくか、以下に4つのキーワードを挙げます。自閉スペクトラム症の特性として苦手なことは共通しています。苦手の程度は個人差があるので、本人に合わせて工夫していきましょう。

構造化

パターンを決めるということ。本人と相談して、スケジュールをつくるとよい

視覚化

文字や図など目に見える情報にすること。仕事の指示はメールやメモで伝える

積極的関与

「飲みに行こう」などと言うことではない。メールでもいいし、定期的に面談をするのでもいい。本人からの関わりを待つのではなく、こちらから働きかける

具体性

あいまいな指示は理解できない。指示代名詞や「きちんと」「早めに」「できれば」などの表現は使わない

困っていても相談できない。ホウレンソウができないと嘆くより、こちらから「どこまで進んだか」を尋ねる

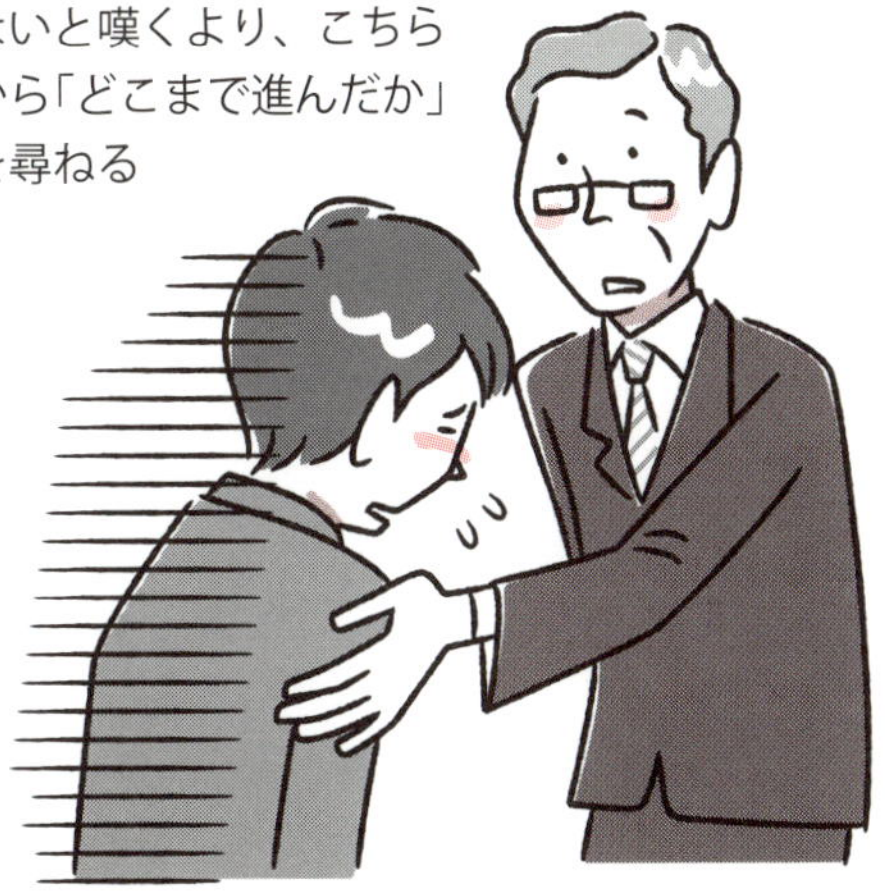

もっとも配慮すること

違った文化をもっている人として接することです。例えば、外国人に「なぜ箸が持てないの?」とは聞かないでしょう。箸の持ち方を教えるはずです。「これもできないの?」というのは、こちらの文化の強要になります。「できて当たり前」からスタートすると、特性の理解にはつながりにくい。初心者に教えるような感覚で接することができたら、いろいろなことがスムーズになるでしょう。

対応②

対人コミュニケーションの問題には

ここからは、困りごとへの対応のヒントを考えていきます。ここに挙げた例はほんの一部ですから、これらをヒントに、個別に工夫しましょう。

対応のヒント

聞き取ること、話しかけることなど、コミュニケーションをうまくとれず、それが対人関係にも影響するのだと認識しておきましょう。

▶▶こちらの指示が伝わらない

指示を理解していないようだ。
「わかりました」と言っても、違うことをする

本人は

指示の内容が不明でも、聞き直せば怒られるか失礼にあたると思い、その場でうまく対処できない。しかたがないとあきらめている

理解と対応

指示は具体的に、視覚化する。指示したら、「○○の指示はわかりましたか。まず何から始めればよいと思いますか」などと確認を。指示する人やメモを、本人の視野に入れることも大切

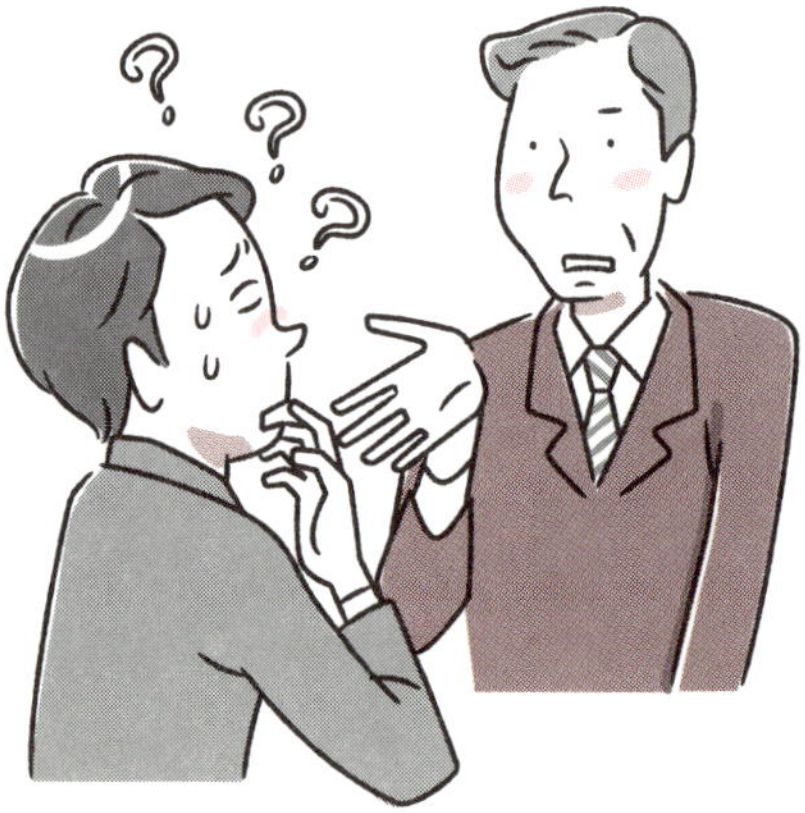

▶▶「へりくつ」をこねることがある

仕事の指示をしたのに、そのとおりにやろうとせず、
自分のやり方にこだわって、へりくつをこねているように見える

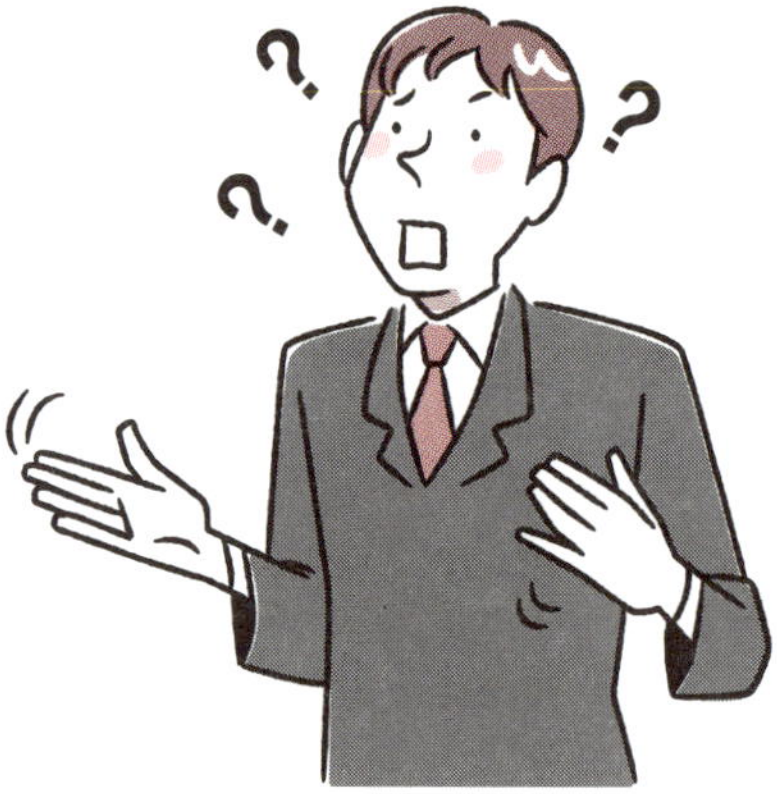

本人は

何かひっかかっていることがある。疑問を解消するまで質問しているだけ。指示に反発したり、へりくつをこねたりする気など全然ない

理解と対応

本人の中では筋の通った理屈が周囲には「へりくつ」に見えるのでは？　仕事をしたくないからこねる「へりくつ」ではなく、納得したいけれど納得させてもらえないために、純粋な気持ちで質問している。丁寧に説明しよう

質問すればいいと思いつかないことも

あいまいな表現は驚くほど通じません。コミュニケーションの障害がない人にとっては、なぜこんなことが通じないのだろうと不思議に思うかもしれません。

「あれ、ちゃんとやって」と指示しても、「あれ」が何を指すのか、「ちゃんと」がどの程度なのかが把握できません。その結果、見当違いの仕事を進めたり、期待する程度までやらなかったりします。

「わからないなら、質問すればいいのに」と思うかもしれません。しかし、質問のしかたやタイミングがつかめないのです。そもそも質問するということじたい思いつかないことも。こうした特性があると認識するとよいでしょう。

こう言っても本人は困るだけ

「空気読めよ」
「あれ、ちゃんとやっておいてね」
「わからないことがあったら聞いてね」

自分勝手なふるまいをする

チームでやる仕事なのに勝手に進め、同じチームの人が忙しいのにさっさと帰ったりする

本人は

周囲の状況を見ることができない。具体的な指示がないと、自分がやるべきことはやり、終業時間になったから帰るのが正しいと思っている

理解と対応

「自己中心的」「自分勝手」などと感情で判断せず、論理で説得する。本人には悪気がなく、就業規則などのルールで動いているだけのことが多い。状況が見えない特性があるのでチーム作業には配慮が必要。チーム内での役割を明確にしておく

会話がなりたたない

雑談をしようかと話しかけても、返事がなく無視される

本人は

何を質問されたのだろうと戸惑っているか緊張している

理解と対応

会話が苦手で緊張のために固まっていることが多い。質問があいまいで答えられないこともある。答えやすいように、具体的な内容で話しかけよう

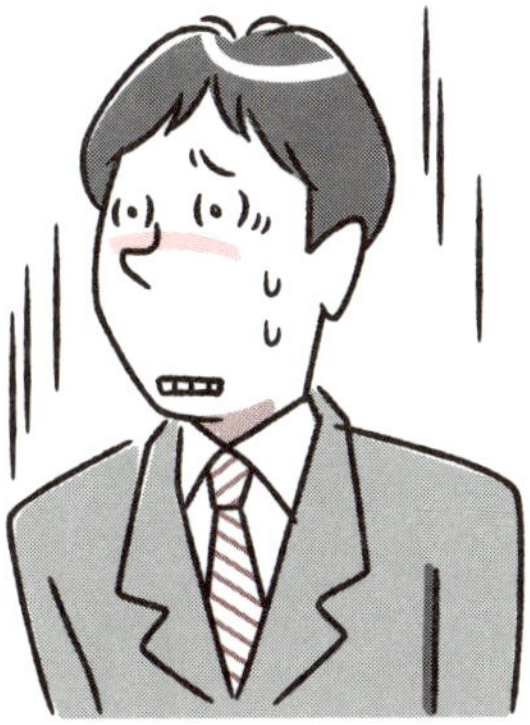

対応③

作業遂行能力の問題には

仕事を進めるうえで、さまざまな困りごとが起こるのは、作業遂行能力の問題があるのですが、コミュニケーションの障害も関わっています。ここで挙げる例のほか、68〜69ページも参考になるでしょう。

対応のヒント

作業がうまく進められないのは、職場の人だけでなく、本人も困っているはずです。どこでつまずいているのか、本人にも聞いてみます。

▶▶ホウレンソウができない

「ちゃんと報告や連絡をしろ」と言っているのに、勝手に仕事を進めるので、問題を起こすことがある。連絡もれも多く、つい叱ってしまう

本人は

いつ、だれに、なにを言えばいいのかわからない。しかたがないから自分で考えて進めている

理解と対応

なにも言ってこないのは、どのタイミングで、だれに、なにについてどんな内容を報告・連絡・相談すればよいのかがわからないから。ホウレンソウの時間をスケジュールに組み込むとよい（→P 34）

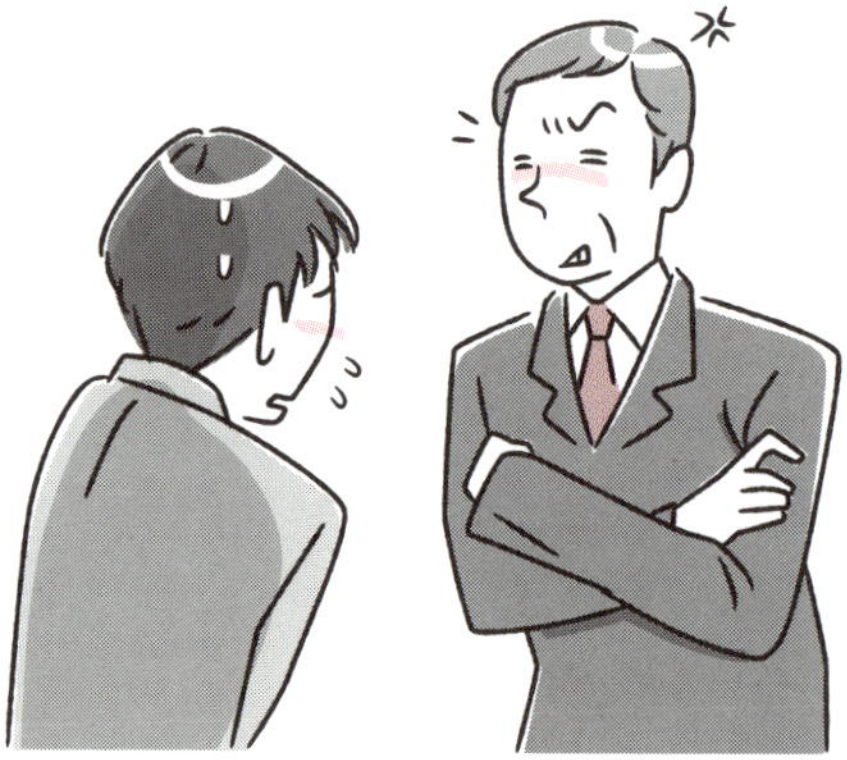

▶▶ボーッとしていることがある

作業の手を止めてボーッとしていることがある。サボっているのか？

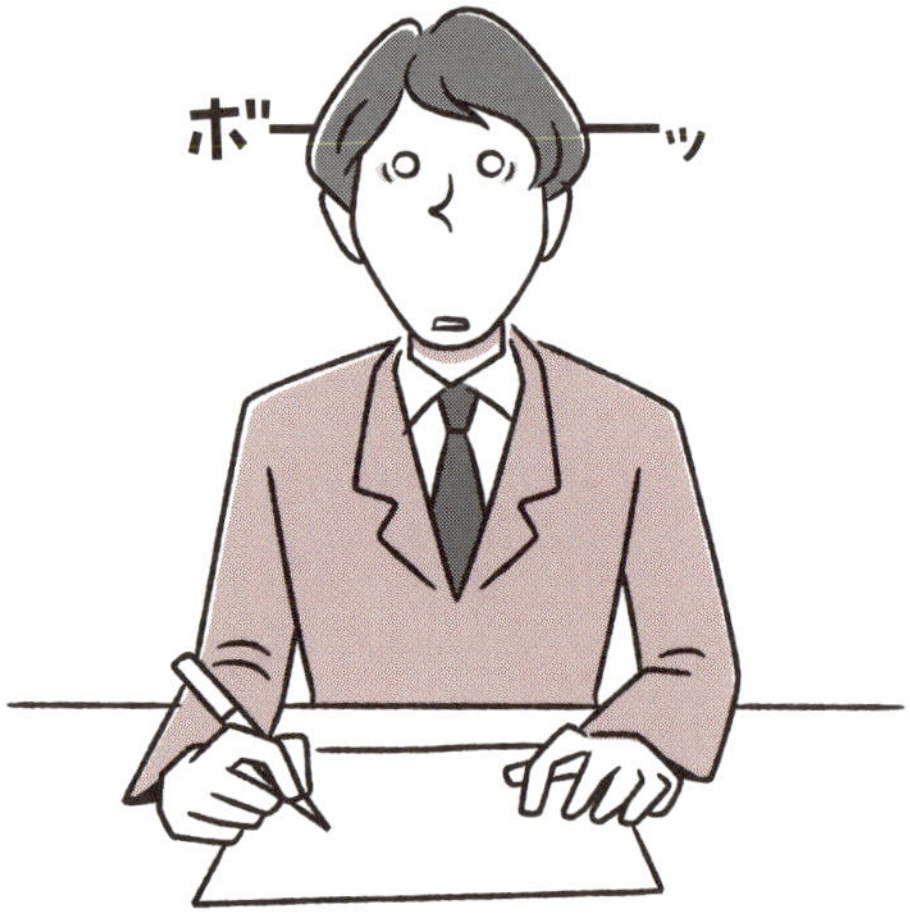

本人は

段取りが立てられないので、仕事の進め方がわからなくなっている

理解と対応

時間ごとのスケジュールを決めよう。また、上司の指示と先輩のアドバイスが違う（ほとんど同じだが微妙に違うと判断できない）ので迷っていることも。指示系統は一本化する。過集中の結果、疲れてしまうことも（→P 73）

本人も困ったり落ち込んだりしている

指示どおりに仕事を進められないのは、段取りが立てられない、優先順位が判断できない、臨機応変の対応が苦手など、作業遂行能力の問題があるためです。コミュニケーションの障害もあるので、上司に確認したり、相談したりといったこともできません。

しかし、本人はうまく仕事を進められないことは自覚しています。だからこそ、困ったり落ち込んだりしているのです。

どこがもっとも弱いかを見極め、本人にも確認しながら、対策を立てます。多くのケースは、構造化、視覚化、具体性、積極的関与のキーワードで考えれば、工夫できるでしょう。

こう言っても本人は困るだけ

「要領よく」「なぜ報告しないんだ」
「自分で考えて進めるものだ」「これも急いでやって」

▶▶ミスが多い

不注意によるミス、聞きもらしによるミス、勘違いによるミスなど、とにかくミスばかり

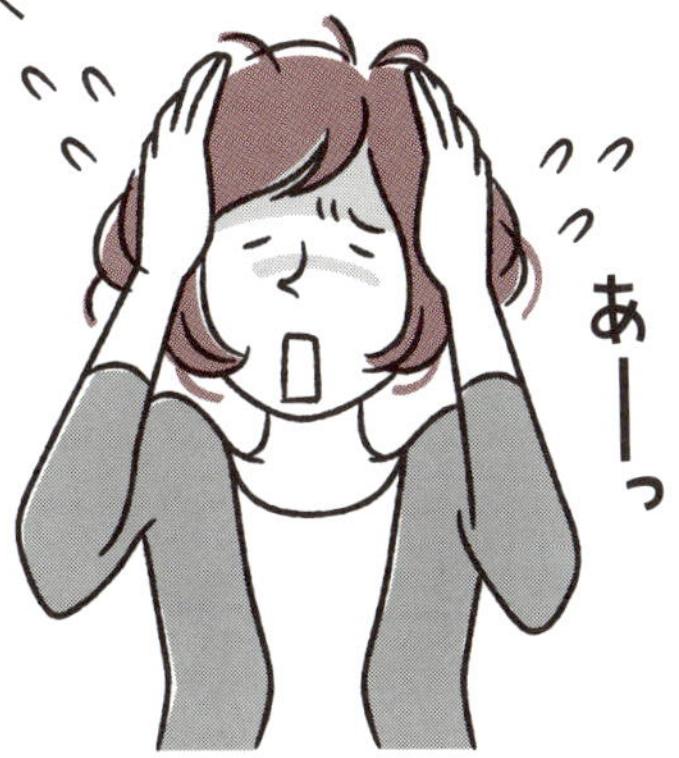

本人は

ミスが多いと自覚している。自責の念が強く、落ち込む

理解と対応

ワーキングメモリが小さいこともミスの一因。並行作業はさせない、指示は１つずつ出す、ノートやスマホなどを用いて視覚化する、集中できる環境にするなどの対応をする。自信が回復してくるとミスも減る

▶▶急ぎの仕事をやらない

急に入った仕事や、急いでやらなくてはならない仕事をやろうとしない

本人は

臨機応変な対応ができない。優先順位もつけられない。急ぎとはどの程度かわからない

理解と対応

やらないのではなく、やれない。急な仕事は「急いでやれ」ではなく、スケジュールを再構築し、どの仕事を先に進めるかを指示する。指示は口頭ではなく、メモして渡す。また、細部にこだわって仕事のスピードが遅いことも。どこまでやっているかをチェックしよう

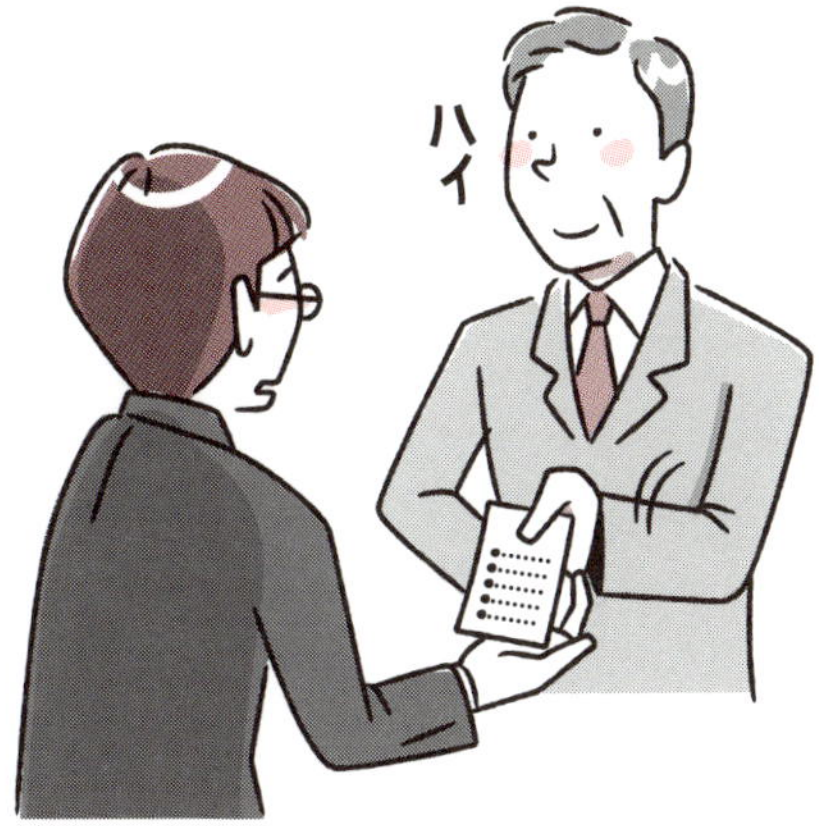

対応④

感情コントロール・その他の問題には

困りごとのなかには、感覚過敏や感情コントロールに関わる問題もあります。特性によるものですから「やる気がない」などと判断しないで。本人に確認しながら、対応を工夫していきましょう。

対応のヒント

心身の不調が、居眠り、仕事のスピードが落ちる、腹痛や頭痛など、体に現れることが多いので注意します。

▶▶パニックになっているようだ

急な仕事が入ったときなど、慌てたり、イライラしたり、ときには「わーっ」と大声を出したりして、パニックになる

本人は

なにをどうしたらいいのか、頭の中が大混乱。気持ちが焦るだけ

理解と対応

「落ち着け！」と何度も言うのはかえってパニックをあおる。周囲は落ち着いて。静かな部屋に移動させたり、なにも言わずに見守るなど、本人をクールダウンさせる（→P38）。パニックになるきっかけを覚えておき、避けるようにする

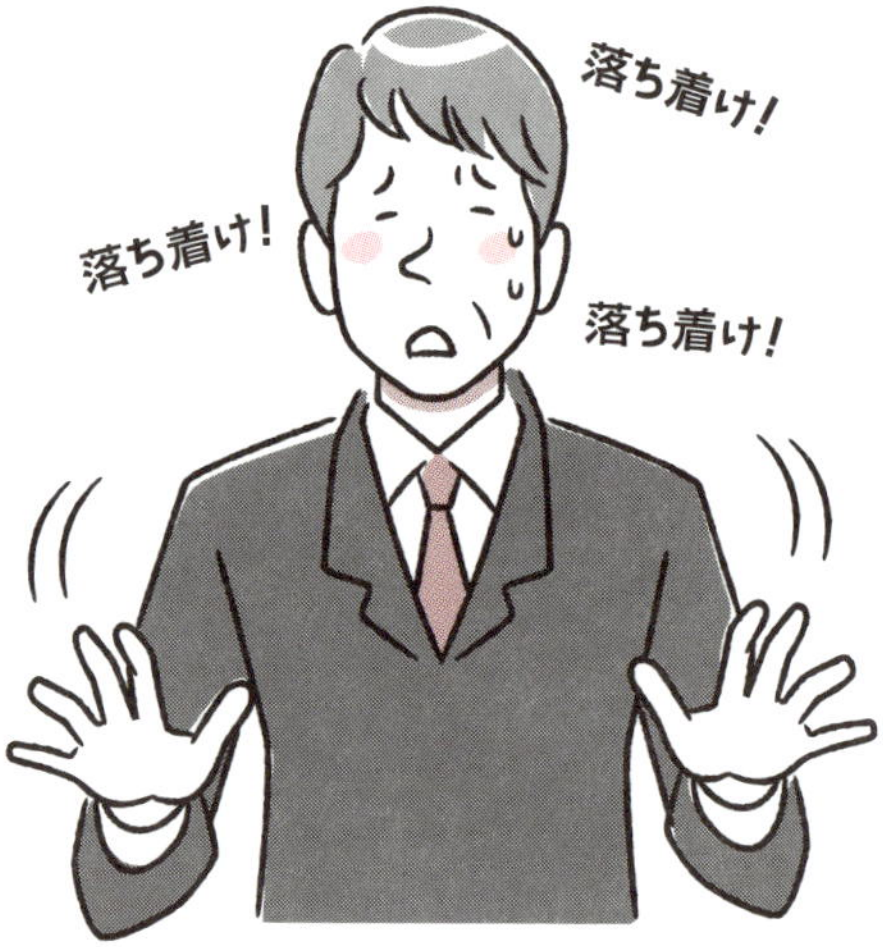

▶▶被害者意識が強い

注意すると「どうせ私など」と卑下したり、職場の人に敵意を向けたりするのは被害者意識のせい？

本人は

上司に注意されただけでも、職場の人はみな自分を怒っている、嫌っている、敵だ、と思いやすい

理解と対応

子ども時代にいじめられた経験や、大人になってから叱責された経験のある人が多い。自信がなく、自己評価が低い。よい点をみつけてほめ、自信回復をめざす。叱ってはいけないということではない。叱るときは人格否定をせず、具体的な内容で

自分の状態を把握できないから

蛍光灯の光がまぶしい、コピー機の音が苦手など、感覚過敏の問題は、本人に確認して環境を整えることで多くは改善します。

感情コントロールの問題は、職場の人も本人も意識しておきたいことがあります。自分の状態を把握できない人が多いということです。疲れやストレスを自覚できず、突然倒れたりします。本人に確認するなら「最近、どう?」とあいまいな聞き方ではなく、「最近、眠れている?」などと具体的に。心身の不調のサインが出ていないかも注意します。

また、これまでの経験から、自己評価が低い人が多いことも知っておきましょう。

こう言っても本人は困るだけ

「最近どう?」「元気ないね」「やる気を出せよ」

▶▶仕事中に居眠りする

昼食後でもなく、仕事中なのに、机につっぷしてぐっすり眠っていることがある

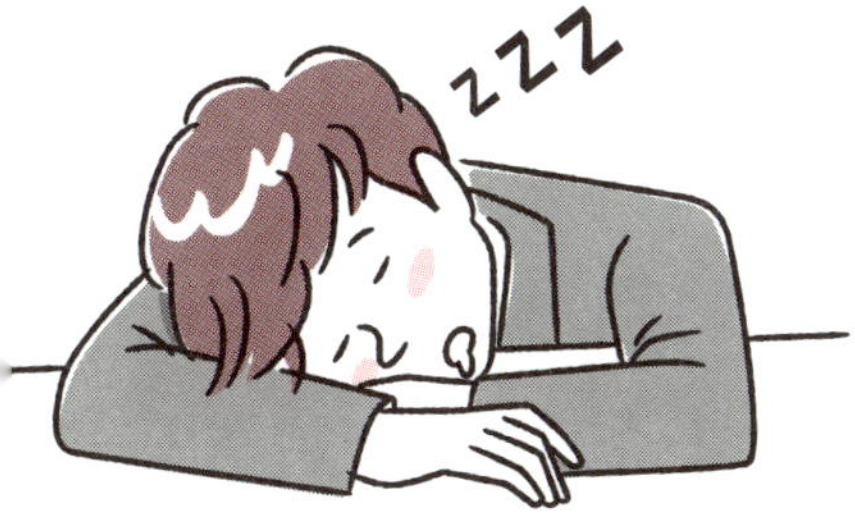

本人は

居眠りはいけないとわかっていても、眠ってしまう

理解と対応

疲れやすいので、スケジュールのなかに休憩時間を設け、その時間には眠ってもよいことにする（→P48）。よく眠れているか確認し、睡眠障害（→P47）があるなら、治療が必要

▶▶やる気が感じられない

居眠り、ボーッとしている、作業のスピードが遅いなど、仕事に「やる気」が感じられない

本人は

仕事をする気はある

理解と対応

叱咤激励は逆効果。やる気の問題ではなく自閉スペクトラム症の特性によるもの。居眠りは睡眠障害、ボーッとしているのは過集中のあとの電池切れのこともある。作業のスピードが落ちるのは心身の不調のサイン。本人のペースに合わせて休憩時間を設ける

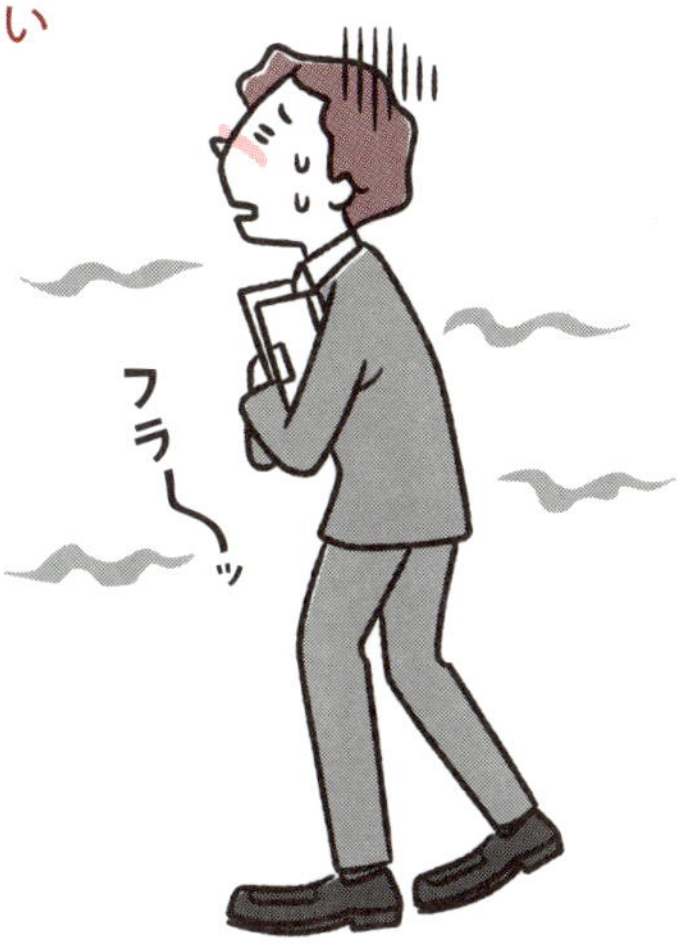

発達障害かもしれない人がいたら

職場の人の困りごととして多いのが、「一般雇用した職員のなかに、発達障害かもしれない人がいる」こと。本人に自覚がなく、受診もしていないので、対応に困っているといいます。

本当に発達障害なのか?

障害者雇用をした人なら、本人に相談しながら、仕事の内容や環境を整えていくことができます。しかし、一般雇用をした人にはそのような対応はできません。

発達障害の傾向がありそうな人はいるでしょうが、例えば自閉スペクトラム症の場合、特性が二つ（→P８）そろってはじめて診断されます。職場の人が考えているよりも実際に発達障害のある人は少なく、じつは誤解やレッテル貼りであったりします。

もし、医療機関で診断を受けてほしいのなら、本人に、受診することの利点を納得してもらう必要があります。

診断されないことも

職場の人や本人が「発達障害かもしれない」と思っても、実際に受診してみると診断されないことも少なくありません。烏山病院の場合には、発達障害と診断できるのは、およそ４割です。

自閉スペクトラム症の場合

コミュニケーションや対人関係が苦手

興味の偏りやこだわりの強さ

２つの特性がそろっていることが診断の基準

実際の診断は

診断名なし

発達障害や精神疾患には該当しない

なんらかの精神疾患

適応障害／不安障害
パーソナリティ障害
気分障害
（うつ病、双極性障害など）
知的障害／統合失調症

発達障害

自閉スペクトラム症
ADHD
自閉スペクトラム症
+ADHD
LD

受診のすすめ方

単に「発達障害かもしれないから受診しては」と言うのでは、拒否されるでしょう。ただ、発達障害と診断されるだけでは、本人の特性は変わりません。なんのための診断かを考えることが先決でしょう。

受診をすすめる

職場で困りごとがたびたび発生している。「発達障害かもしれない」と考えられるので、「きちんと診断を受けてほしい」と伝えると……

拒否される

＼NO!／

本人にしてみれば……

「発達障害と診断されたら、障害者のレッテルを貼られる、仕事が変わる、給料が下がる、もしかしたらクビになるかもしれない」と考えてしまう

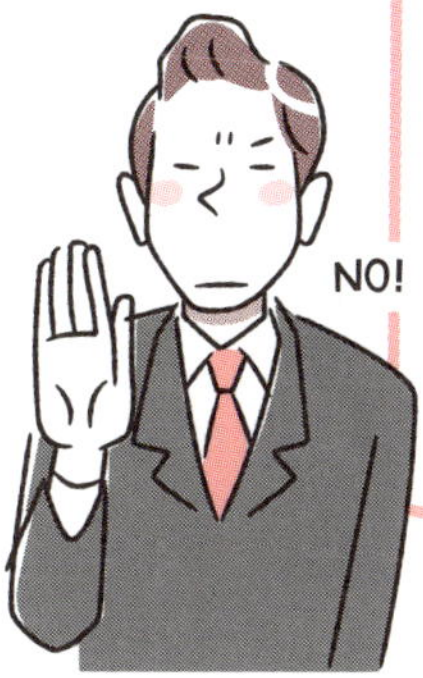

メリットを示す

診断されたらどうするか

本人にとっては

配慮が受けられる
自分のことをよく理解できる
相談できるようになる
つらい症状は軽減される

職場としては

どういった支援ができるかを予め考えておくことが大切

理解できない人がいると、
「発達障害？」と考えがちでは？

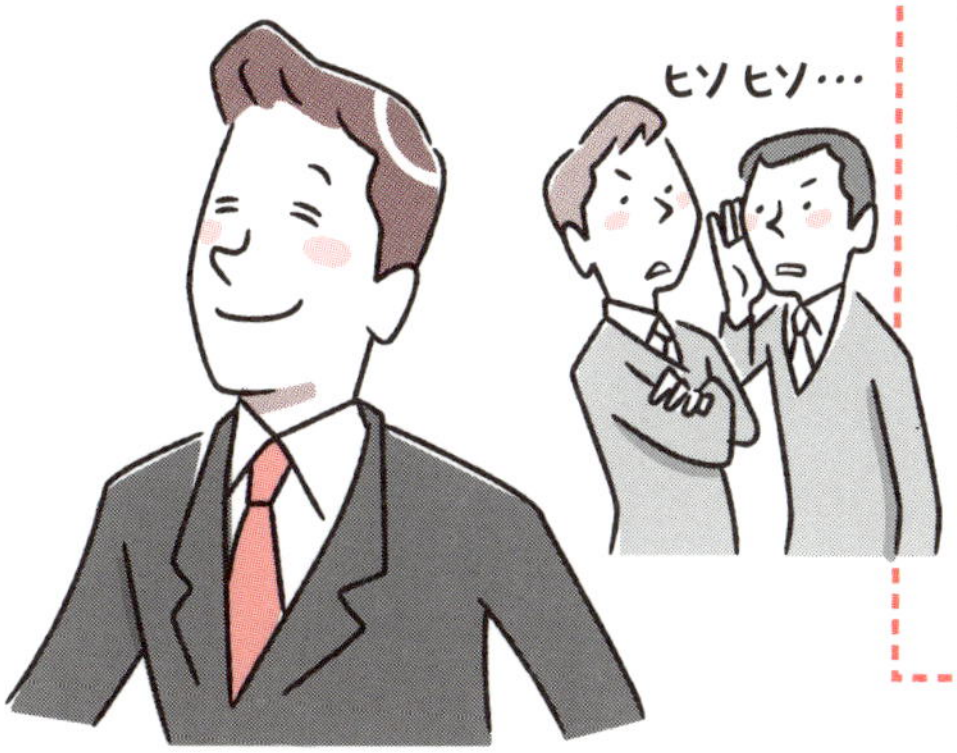

誤解がもとになっていないか

仕事ができない、話が通じない、自分勝手、気がつかないなどの特徴がある人を、自閉スペクトラム症ではないかと考えていませんか？　こうした特徴が自閉スペクトラム症の人にすべてあてはまるわけではありません。「発達障害かもしれない人がいる」のは、誤解がもとになっていることもあるようです。

発達障害はイメージしづらい障害かもしれませんが、純粋でまじめな人が多いのです。ネガティブな印象ばかりをもっている人がいるのは残念です。

Ｅ社の
ケース

Ｆさんへの対策が全社員に役立った

自閉スペクトラム症のＦさんを雇用したＥ社。障害を理解するうちに、これまで社内の「発達障害かもしれない」と困っていた人への対策も立てられるようになりました。

Ｆさんのプロフィール

25歳、男性。就活がうまくいかず、大学卒業後に受診し、自閉スペクトラム症と診断。烏山病院でデイケアなどを受けた。まじめで温厚な性格

Ｅ社の事情

障害者雇用の実績がある大手企業。ただ、常勤の産業カウンセラーがいるわけではなく、人事課の一般社員が障害者雇用を担当。発達障害者の雇用は初めて

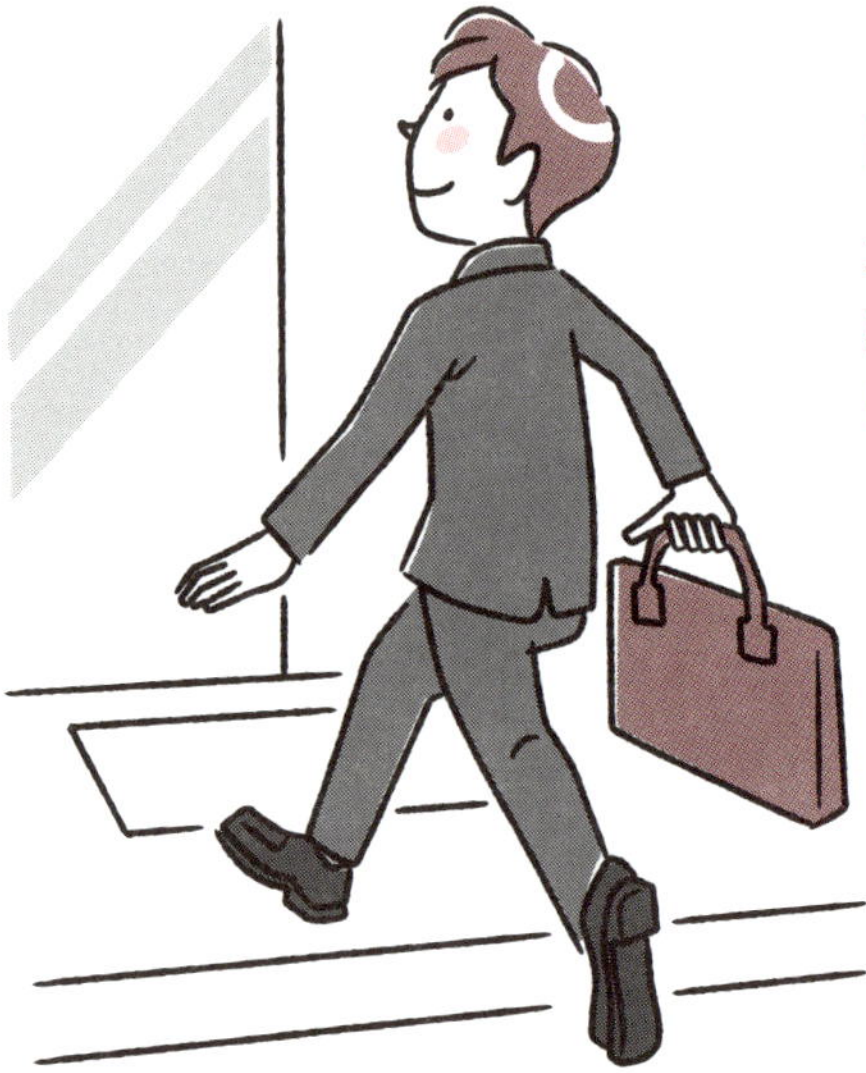

ＦさんがＥ社に就職

二度の面接と実習経験を経てＥ社に採用されたＦさん。４月から新入社員としてスタート

期待と不安で
いっぱいだった

「トイレに行くのはいつ、だれに言えばいいんだろう」
とずっと困っていたという

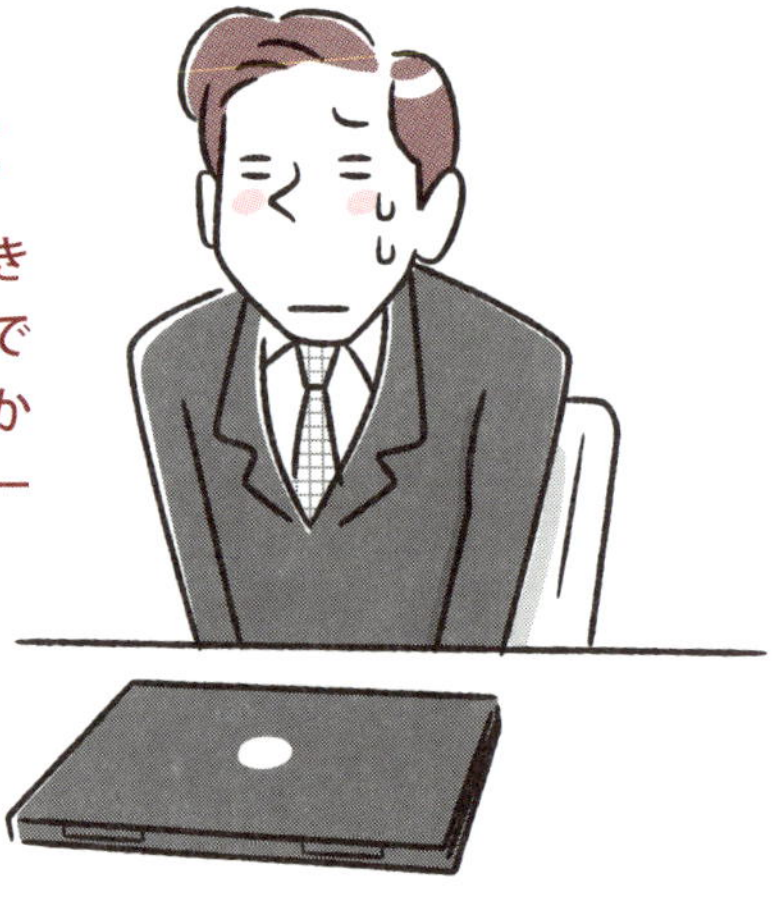

１週間は緊張でガチガチに

席に着いたものの緊張してなにもできないＦさん。話しかけても答えないでただ前を向いて座っているだけ。しかし、交通機関、通勤時間などのパターンは１週間でつかめた

職場に慣れるまで

職場定着支援（→P97）が入り、Fさんの様子を見て、現場の人たちへアドバイス。直属の上司はFさん用の週間スケジュールをつくり、人事課の担当者ほか職場の人たちは、定期的に声かけをすることにした

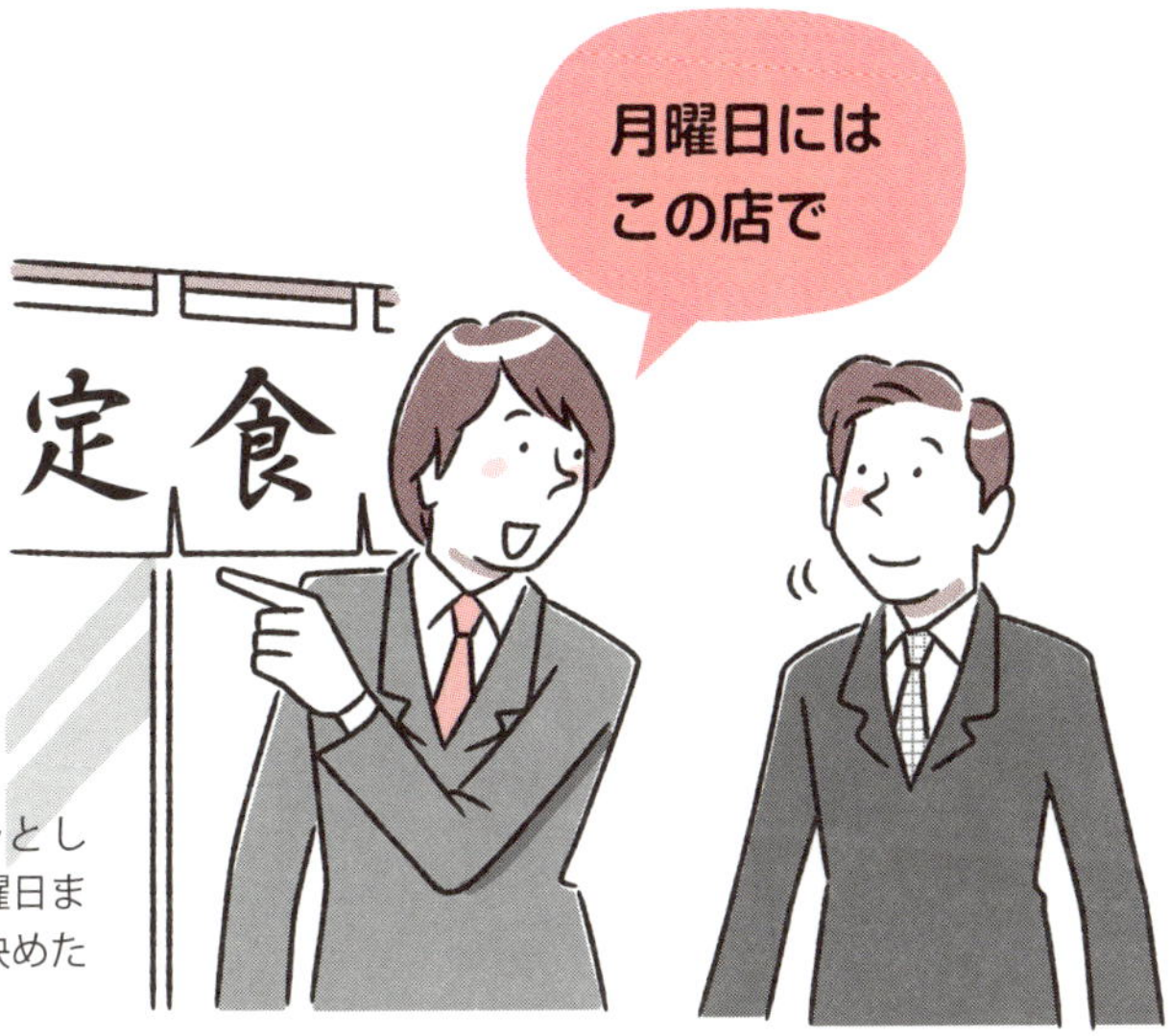

週間スケジュールとして、月曜日から金曜日まで昼食をとる店も決めた

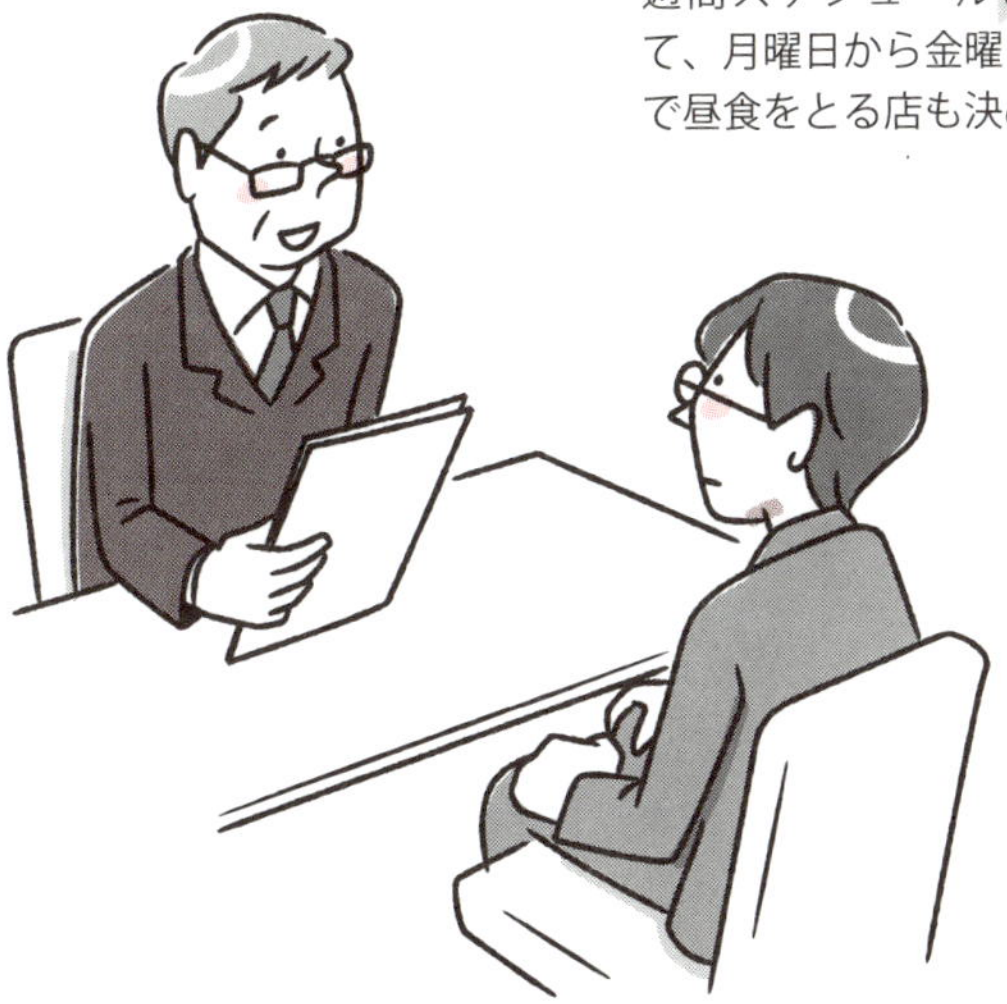

じつは「発達障害かもしれない」人がいた

以前から社内に「発達障害かもしれない」人（Gさん）がいて、受診をすすめていたが、拒否されていた。しかし、Fさんへの対応がわかるようになって、Gさんへの対策が立てられるようになった

人事担当者はGさんと面談し、視覚化が必要と考え、直属の上司に仕事の指示をメモで渡すとよいと伝えた

発達障害の人が働きやすい職場は、社員全員が働きやすい職場ということ

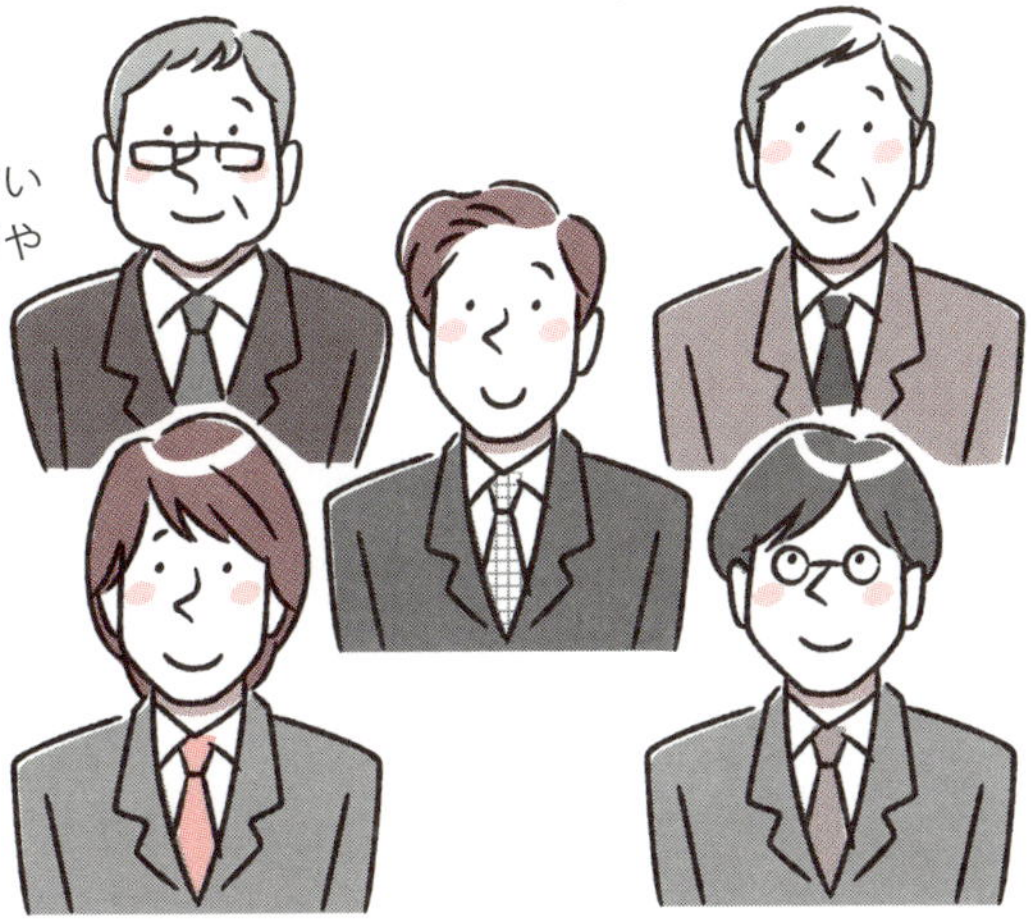

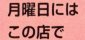

会社全体の雰囲気がよくなった

Fさんへの対応を全社員が学んだことで、Gさん以外にもいた自閉スペクトラム症傾向のある人への対応もわかり、社内全体の雰囲気がよくなった

Q&A

職場の人の困りごと・対応のヒント

Q 腫れ物にさわるように接してしまいます

A 配慮は必要ですが、腫れ物にさわるようにする必要はありません。ほかの人たちと共通するところは多いです。ただ、こちらに合わせようとしないこと。文化の違う人という認識で接していれば、理解しあえるようになるでしょう。

Q 記憶力が「ある」人と「ない」人がいます。特性はどちら？

A 驚異的な記憶力をもつ人は多くいます。ただ、カレンダーや鉄道の路線、政治経済用語など、興味のあることや無機質なことは記憶しているけれど、小学校でなにをしていたかまったく覚えていなかったりします。二つの作業を同時におこなうような「ワーキングメモリ」が弱い人も多くいます。

個人差もあるし、ひとりの人のなかでも記憶が得意な領域と苦手な領域があるようです。

Q こちらの配慮に対して「ありがとう」のひと言がほしい

A 配慮していることへの感謝を求めているのなら、報われることはないでしょう。それがコミュニケーションの障害ということなのです。ただ、ありがとうの言葉が社内の雰囲気をよくすることや、感謝を表すことが必要だということを説明すれば、理解はできます。

Q 本人は「もっと仕事をやらせてほしい」と言います

A ＩＱが高く、高学歴の人もいて、「同級生はバリバリ仕事をしているのに自分は」と不満をもつこともあります。大人になって発達障害が見つかる人は、これまでカバーできるなにかがあったということ。次のステップを具体的に提示してみましょう。ステップアップは可能です。

また、障害者雇用なら、助成金をうまく活用して収入面で反映すれば、本人の励みになるでしょう。

5

自分と医療ができること

自閉スペクトラム症でも
社会に適応し、職場で活躍している人は
大勢います。
まず、自分になにができるかを
考えてみましょう。

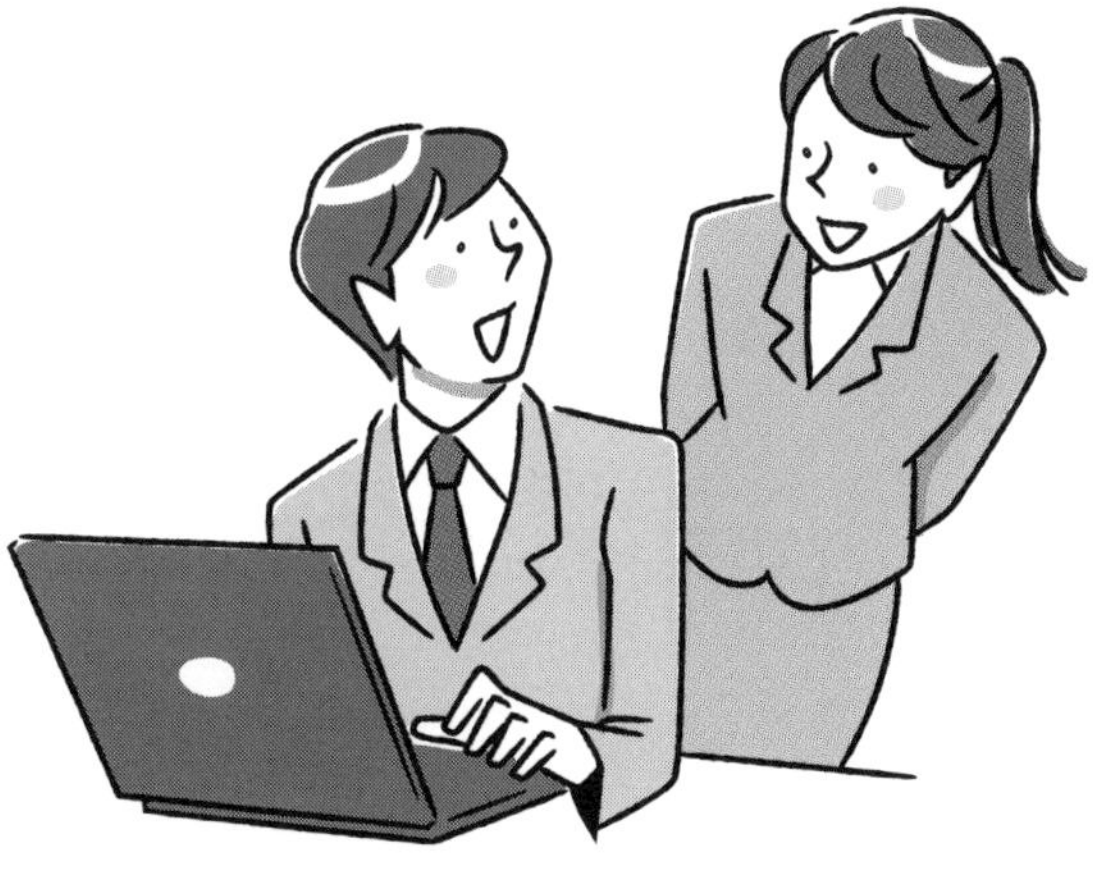

「治る・治らない」とはどういうことか

自閉スペクトラム症には根本的に効く薬はありません。では治らないのかというと、そうともいえません。そもそも「治る」とはどういうことか。そこから考えていきましょう。

治療の目標

医療機関にかかって治療を受けるのは、現在の生活にうまく適応できず、つらい思いをしているから。発達障害があっても、幸せに生活していければ、それでいいのです。特性ゆえの凹凸はありますが、いい面ももっているわけで、そこをなくすことではありません。

社会に出てから

適応できない

自分でも、生きづらいのがなぜなのか理由を知りたいし、改善できるならしたい。そのための治療があるなら受けたい

目標

社会に適応し幸せに生活する

社会に適応するための手段として治療をしていく

適応している

本人だけを見たら発達障害かもしれない人はいる。しかし、社会に適応していれば、診断名は必要ない

自閉スペクトラム症の特性をなくそう、改善しよう

これが目標ではない

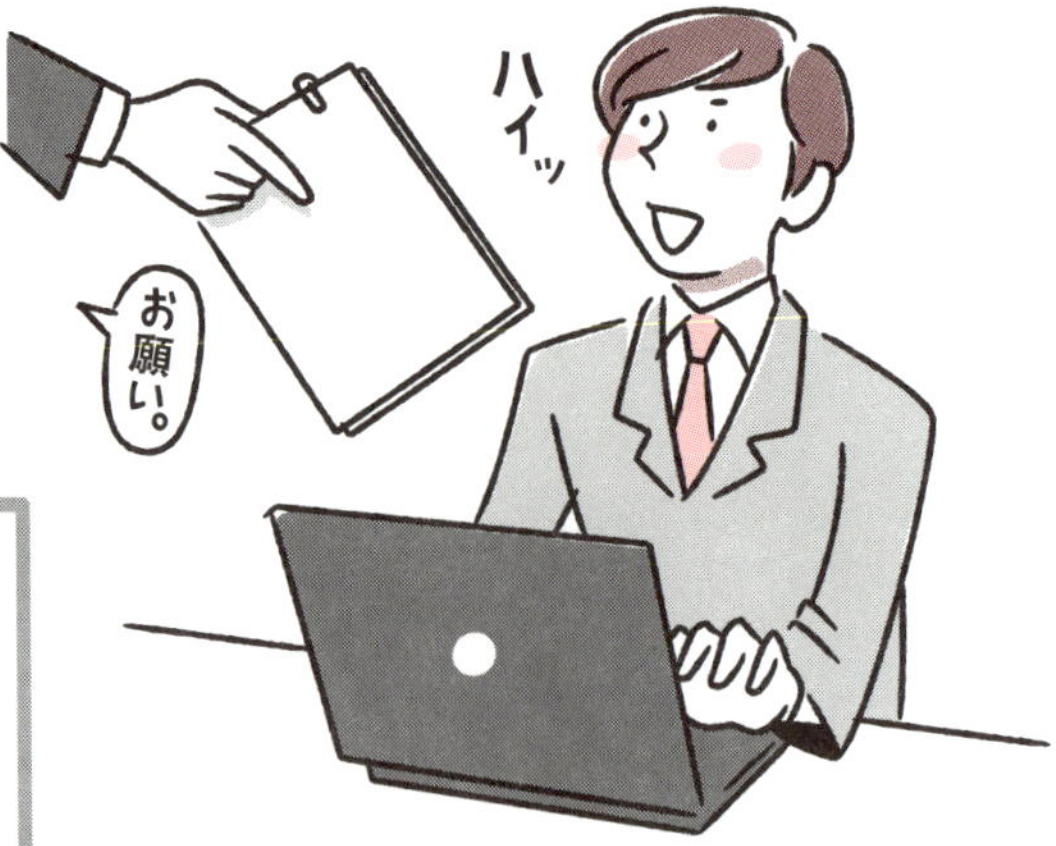

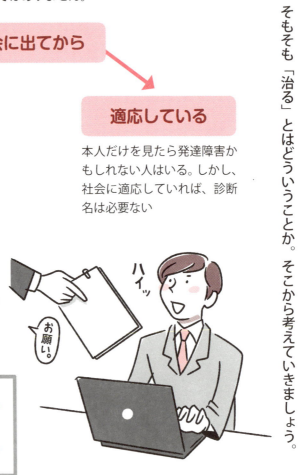

慣れてくれば「その人らしさ」が見えてくる

治るとは、社会に適応できるようになること

自閉スペクトラム症の特性がなくなることを「治る」というのなら、それは困難です。生来のものなので根本的な部分は変わりません。だからといって、生活状況や精神状態が変わらないかというと、そのようなことはありません。

自分の能力をもって社会に適応できるようになることが「治る」ということなのです。

自分にできること

- 自分の障害特性について理解すること
- 職場など、自分の特性に合った環境を選択すること
- 困ったときに、周囲に助けてもらえる環境を整えること

特性はなくせない。そのために仕事や生活に支障が出ないように、職場を選び、環境を整え、周囲の協力を得ることも大切

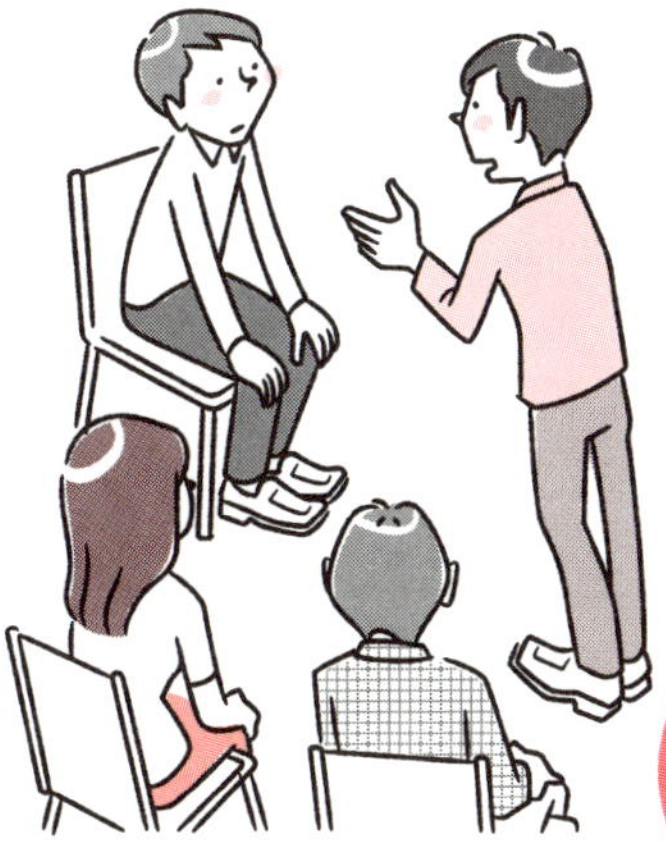

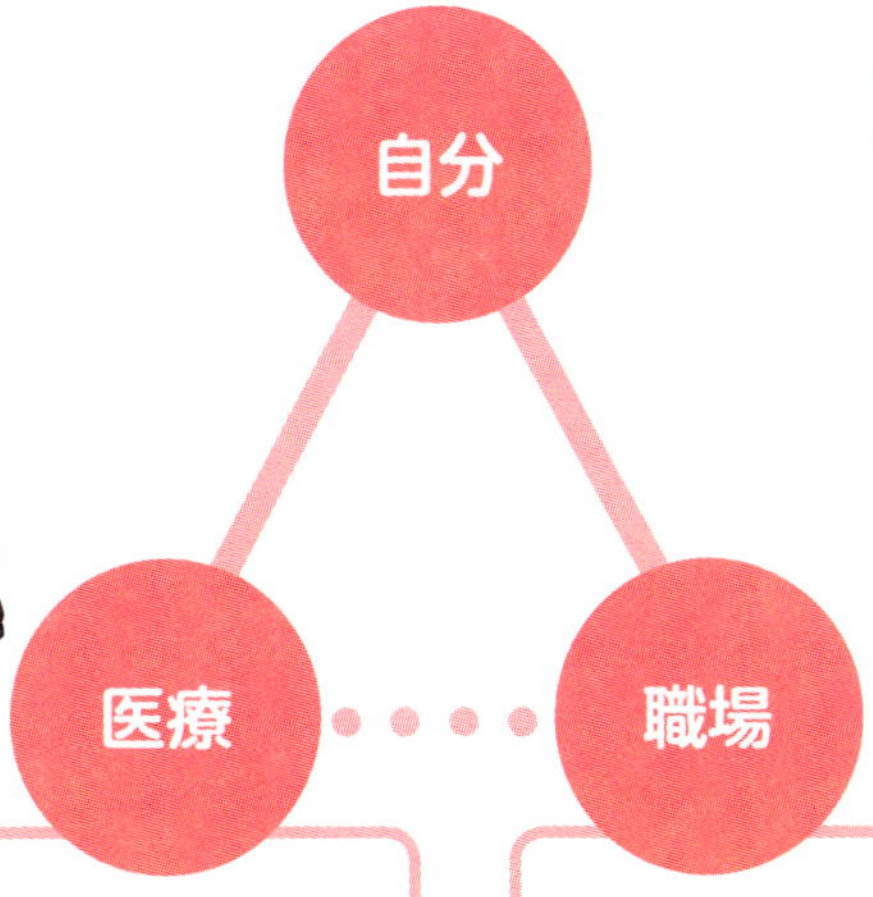

自分が主体になって

治療を進めるのは医師だけではありません。自分が主体的に進めることが大切です。職場の人たちの協力も欠かせないのですが、なにを協力してほしいかを伝えることも必要です。

医療にできること

- 薬物療法
- 特性の理解を助けること
- 社会に適応していく手段を身につける場を設けること
- 仲間と語り合う場を設けること

抑うつや睡眠障害などの併存症は、薬を使って調整できる。特性を理解する助けを得られる。医療機関によってはデイケアなどの訓練や当事者グループの紹介もある

職場にできること

- 能力や適性が発揮でき、生きがいをもって働ける場をつくること
- 障害者の適性と能力を考慮した配置
- 能力向上のための教育訓練
- 安全管理、健康管理、職場環境の改善
- 勤務時間や休憩時間、援助者を配置するなどの配慮
- 障害についての理解を深めること

障害者雇用に関する法律で、職場がやるべきことは示されている。しかし、要望があれば自分から相談してみよう

問診や検査を経て診断。安心する人も

人間関係や仕事のトラブルなどで悩み、発達障害かもしれないと思ったら、医療機関を受診します。現在は、精神科クリニックなどの医療機関でも発達障害をみるところが増えてきています。

受診から治療まで

医療機関を受診したら、どのような検査を受け、診断に至るのでしょうか。

受診 …… 精神科を受診する人が多いが、医療機関によっては発達障害をみていないこともある。受診前に発達障害をみられるか確認を

↓

検査 …… 問診では、子どものころの様子を聞く。特に、対人スキル、共感性、運動技能を質問。診察室での様子を観察する。補助的に心理検査や知能検査をおこなうこともある

入院も

烏山病院では２週間の検査入院をすることもある

↓

診断 …… 本人に告知する。発達障害ではない場合も伝える。告知するとショックを受ける人もいるが、「努力不足ではなかったのですね」などと安心する人もいる。治療のこと、支援のことなども聞いておきたい

↓

治療 …… デイケアやＳＳＴ（→Ｐ88）などをおこなう医療機関も徐々に増えている。また、支援機関（→Ｐ96）が就職支援のプログラムを用意していることがある。正しい情報を得るようにしよう

自ら疑って受診する人が増加

発達障害という病名が広まるにつれ、自ら疑って受診する人が増えています。生育歴を聞いたり診察室での様子をみたりして診断していきますが、発達障害ではない場合もあります。コミュニケーションやこだわりの問題があっても、発達障害というほどではなかったり、ほかの疾患だったりします。

発達障害の場合、大人になってから告知されるのはショックでしょう。福祉や医療で受けられる支援内容もよく聞いておきましょう。一方、わかってよかったと安心する人もいます。

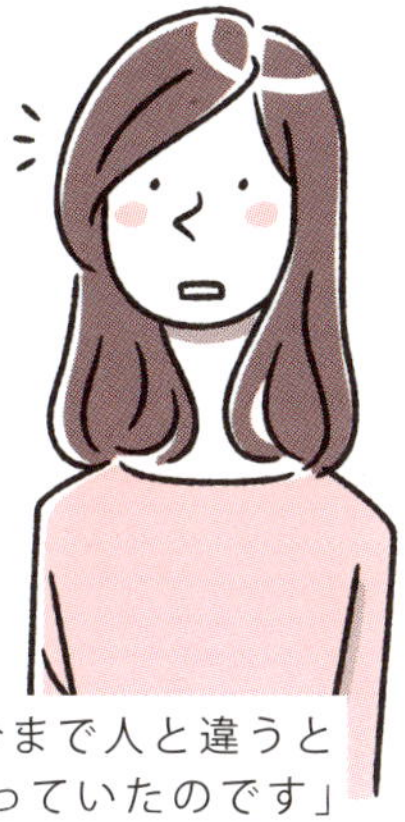

「今まで人と違うと思っていたのです」と安心する人もいる

原因

発達障害の原因はまだ解明されていません。脳にあるといわれて研究が進められています。遺伝は要因のひとつですが、すべては説明できません。ただ、育て方の問題ではないことはわかっています。

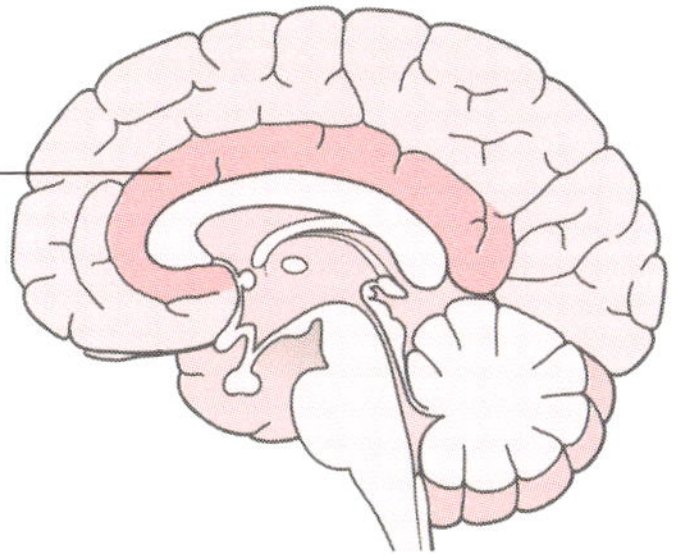

帯状回《たいじょうかい》

自己像をとらえることに関わる部位。自閉スペクトラム症の人に「あなたは自分のことをせっかちだと思いますか」など、自分自身についての質問をしてもここが働かない

脳

脳の機能に偏りがある

いろいろなことがすべてできないわけではない。偏りがあって、できることとできないことがアンバランス

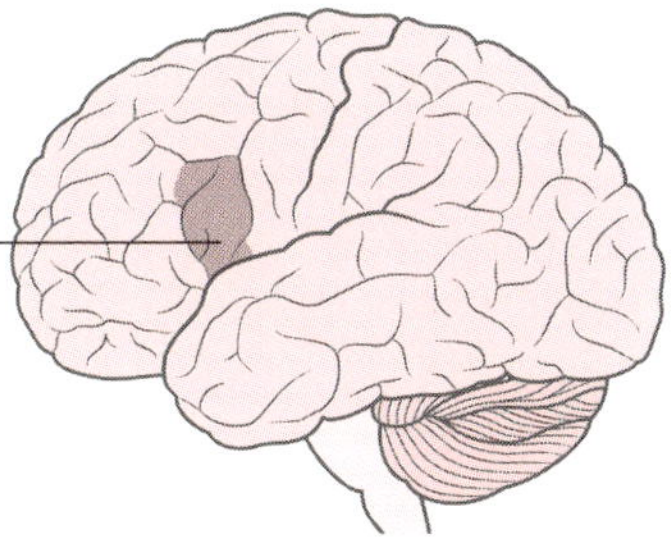

弁蓋部《べんがいぶ》

協調性が高い人ほど弁蓋部が大きく、コミュニケーションの障害が重いほど小さいという研究がある

遺伝

発症要因のひとつ

発達障害に大きく関わっている。しかし、家族に発達障害の人がいなくても発症する人も多いので、遺伝は要因のひとつと考えられる

自閉スペクトラム症とＡＤＨＤの併存

自閉スペクトラム症とＡＤＨＤには、共通する症状があります。ただし、それは表面的なこと。困難が起こっているもとに注目して対応法を工夫していきます。

ＡＤＨＤとの併存

自閉スペクトラム症とＡＤＨＤを併存している人がどのくらいいるかは、報告によってまちまちです。

自閉スペクトラム症とＡＤＨＤそれぞれの診断基準を満たし、併存しているといえる人がどのくらいいるか、報告によってばらつきがある

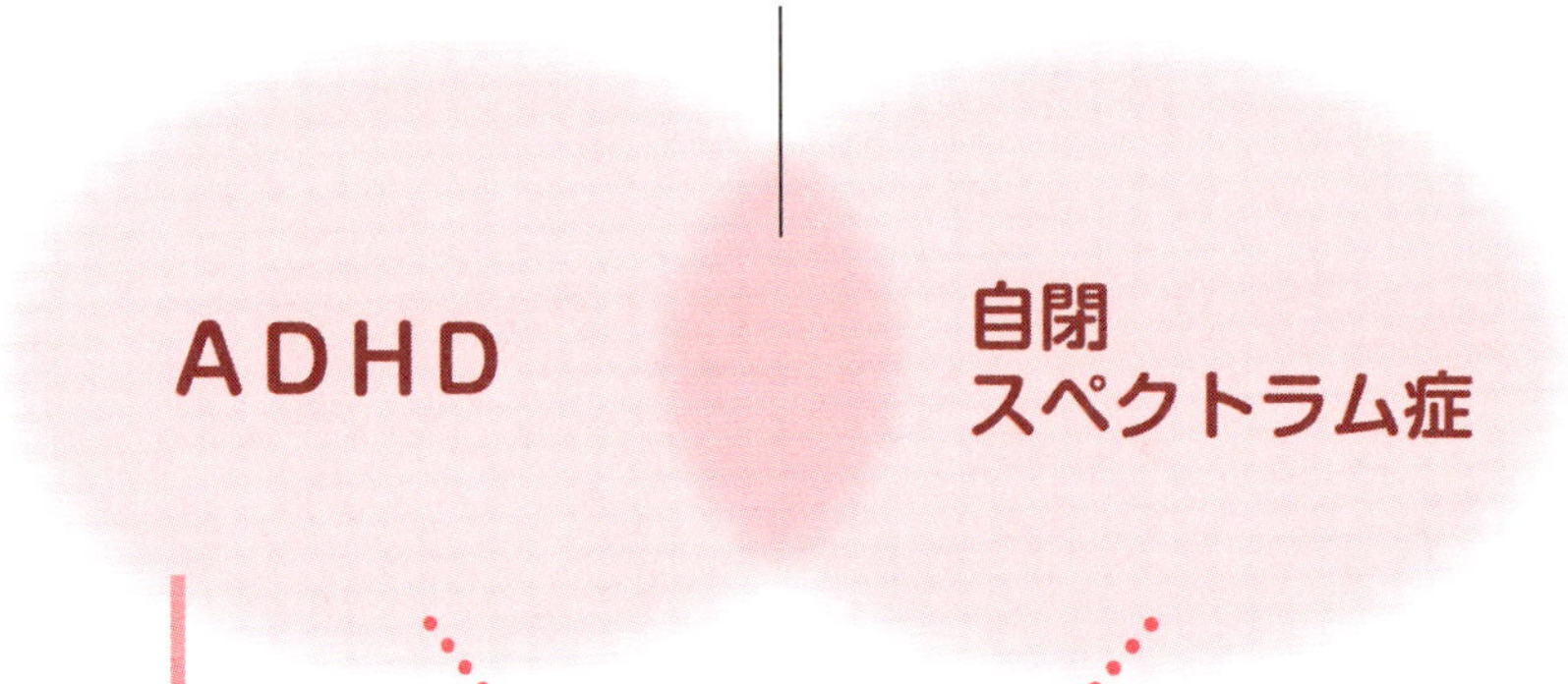

共通の症状がある

状況に合わない発言、仕事上のミスが多い、感覚過敏など、表に現れる症状は共通していることが多い（→Ｐ85）

ＡＤＨＤの特性は３つ

不注意

気が散りやすく、注意力が散漫で、ミスをくり返す。なくしもの、忘れものが多い。片づけが苦手で、だらしない印象の人も

多動性

じっとしていることができない。大人になっても、過剰なおしゃべり、列に並んで順番が待てないなど、多動性は残っている

衝動性

感情や行動を抑えられず、怒りやすく、カッとしたらキレやすい。衝動買いをする人はクレジットカードを使いすぎて自己破産も

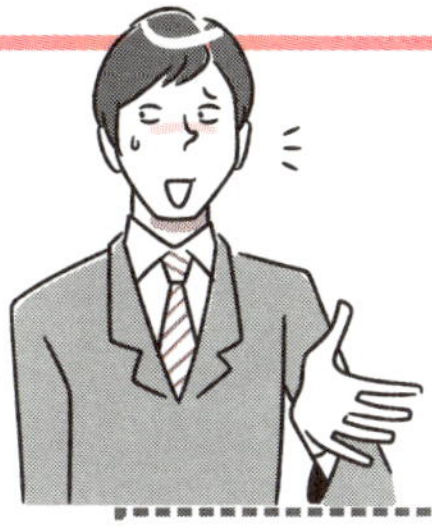

ADHDとの違い

自閉スペクトラム症とADHDとでは、表に現れる症状は同じでも、それが起こってくる「もと（理由）」が違います。

視線を合わせない
- 自閉スペクトラム症：非言語コミュニケーションを理解できない
- ADHD：注意力散漫で視線が定まらない

場にそぐわない発言
- 自閉スペクトラム症：状況を把握する力が欠如している
- ADHD：状況をわかっていても、衝動的に発言してしまう

忘れ物が多い
- 自閉スペクトラム症：なにを持っていけばいいのか予測的に考えられない
- ADHD：不注意による

動き回る
- 自閉スペクトラム症：状況に応じた行動ができず不安で落ち着かない
- ADHD：衝動性、多動性のため、じっとしていられない

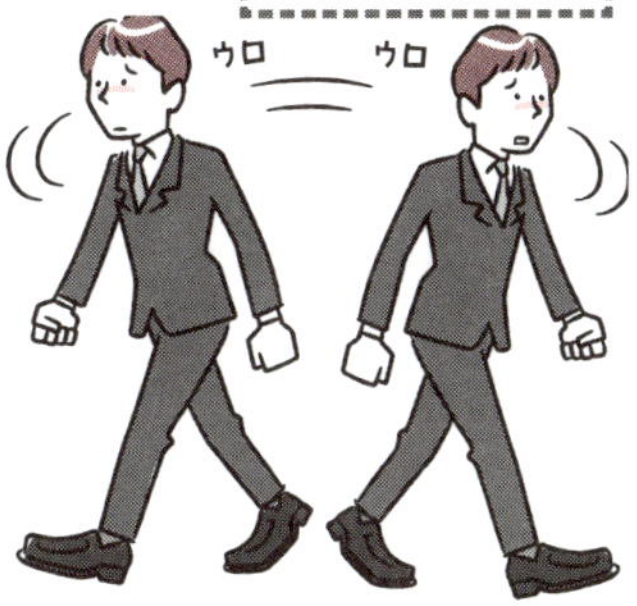

「〇〇的」な人が多いのでは

自閉スペクトラム症とADHDは併存することが多いと考えられていますが、併存率は調査により大きく異なります。互いの診断基準を満たすほどでなくても、自閉スペクトラム症だけれどADHD的、ADHDだけれど自閉スペクトラム症的な症状を併せもっていることは珍しくありません。

症状の「もと」に注目する

診断名や表に現れている症状にとらわれず、その症状がなぜ起こっているのかに注目します。

例えば、対人関係がうまくいかないのは、ADHDの場合は相手の気持ちは理解できるものの、衝動的な発言や不注意によるミスなどが影響してくるため。自閉スペクトラム症の場合は、相手の気持ちが理解できないゆえに、人間関係を構築することが困難です。

うつ病や不安障害から抜け出す

自閉スペクトラム症の人の多くが、うつ病にかかったことがあるといいます。失敗体験、自責感などの影響といわれていましたが、ストレスに対して弱い脳である可能性もあります。

二次障害が起こるまで

発達障害を一次障害とすると、うつ病や不安障害は二次障害となります。二次障害を併発するのは、いじめられた経験などの環境要因によると考えられてきましたが、脳の脆弱性も関係している可能性があります。

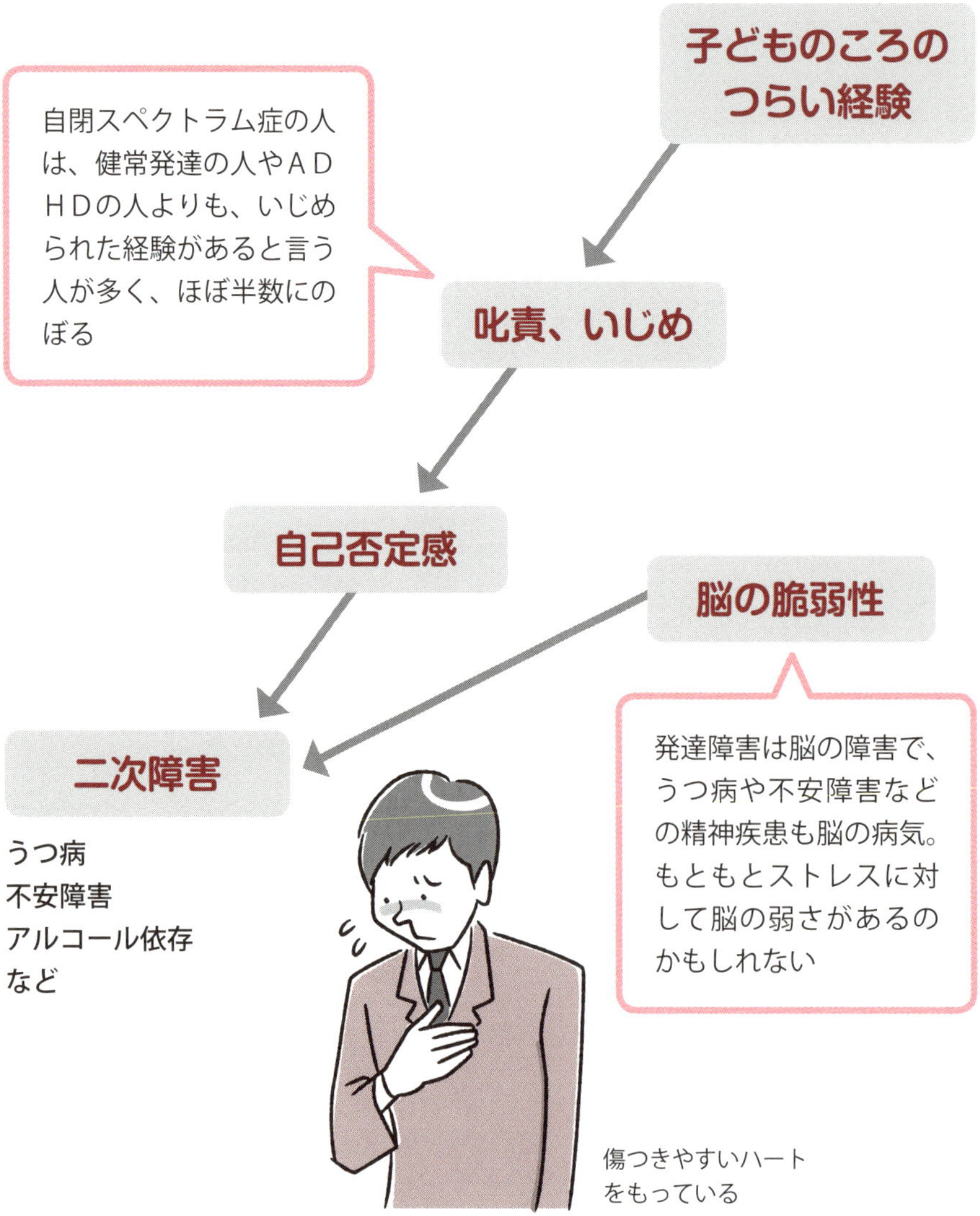
子どものころの
つらい経験
自閉スペクトラム症の人は、健常発達の人やＡＤＨＤの人よりも、いじめられた経験があると言う人が多く、ほぼ半数にのぼる
叱責、いじめ
自己否定感
脳の脆弱性
発達障害は脳の障害で、うつ病や不安障害などの精神疾患も脳の病気。もともとストレスに対して脳の弱さがあるのかもしれない
二次障害
うつ病
不安障害
アルコール依存
など
傷つきやすいハート
をもっている

二次障害を併存しやすい

自閉スペクトラム症の人は、うつ病などの二次障害を併発することが少なくありません。これまでの経験から、自己肯定感が低くなっているのです。一度の失敗でも「もうダメだ」と、さらに自己肯定感を下げてしまいます。

脳の脆弱性も関係しているのか、健常発達の人よりもうつ病などになりやすいのです。

注意したいのは自分の心身の状態をつかめないこと。うつ病になっても訴えることは少ないので、本人も周囲の人も、表に出るサインに注意していないといけません。

うつのサイン

うつ病になりやすいのですが、気分の落ち込みを自覚しにくい傾向があります。本人も周囲の人も、表に出るサインに注意しましょう。

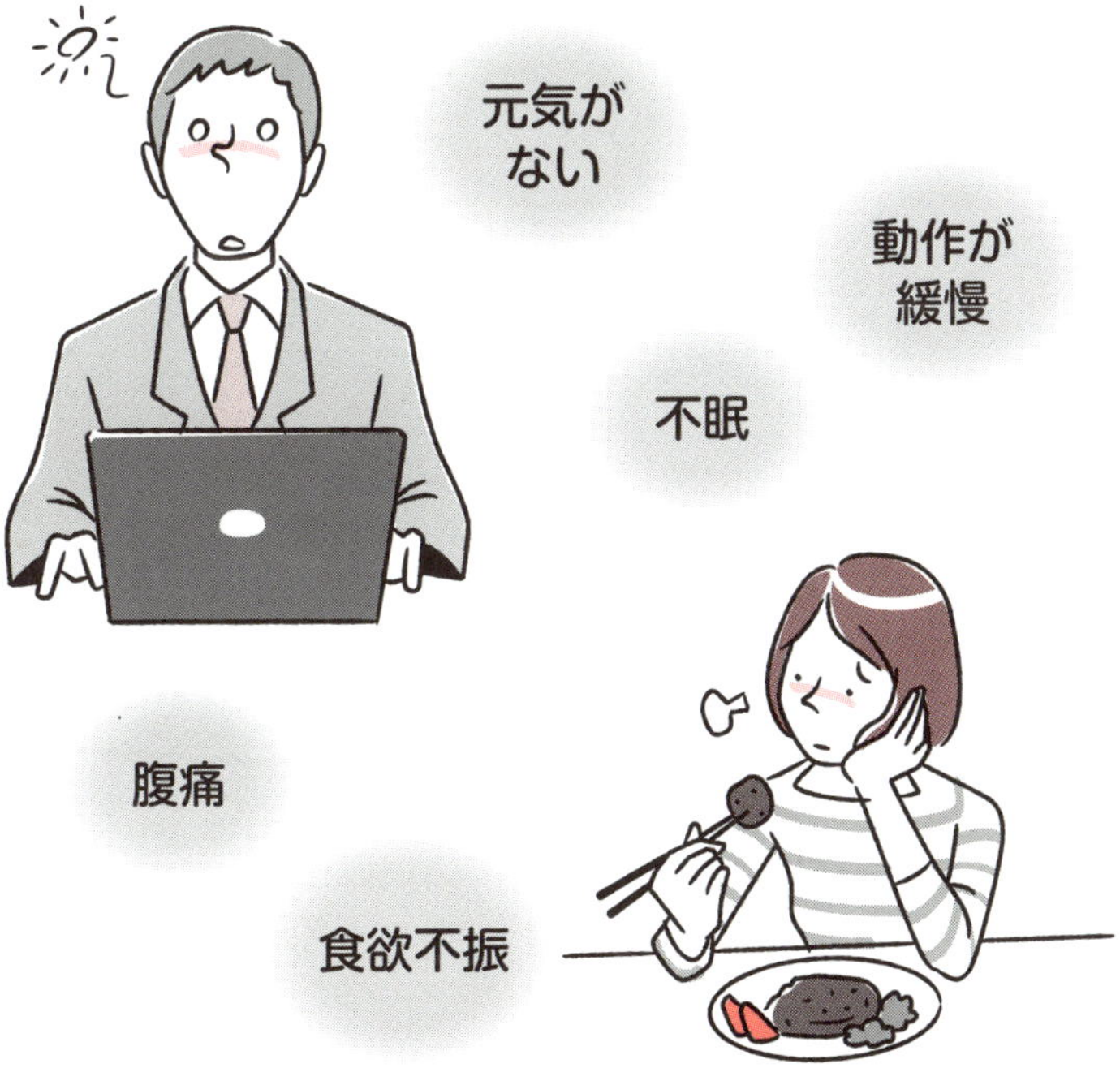

治療法

なんとなく元気が出なかったり、眠れなかったりして、仕事や生活に支障が出ているようなら、医療機関を受診してみましょう。

うつ病

抗うつ薬、ＳＳＲＩ、ＳＮＲＩなどの薬物療法と、認知行動療法などの精神療法を中心に

不安障害

ＳＳＲＩや抗不安薬を中心にした薬物療法、認知行動療法や暴露療法などの精神療法

医療機関で受けられる治療法のひとつ

自閉スペクトラム症の治療法として、近年注目されはじめたデイケア。おこなう医療機関が増えてきて、発達障害の人が社会適応するスキルを身につけることができます。

デイケアとは

医療のなかで、社会生活技能の習得を目的として、グループで治療します。疾病別、機能別におこなう機関が増えており、発達障害プログラムをもつ機関もあります。

例

ＳＳＴ

ＳＳＴ（ソーシャル・スキル・トレーニング）は、社会でうまく人と関わることを目的とした練習技法。場面を設定して再現や練習をする「ロールプレイング」などを通し、適切な対処法を学ぶ

↓

仕事上のミスをした人が、より適応的な報告をする練習。相手は上司役

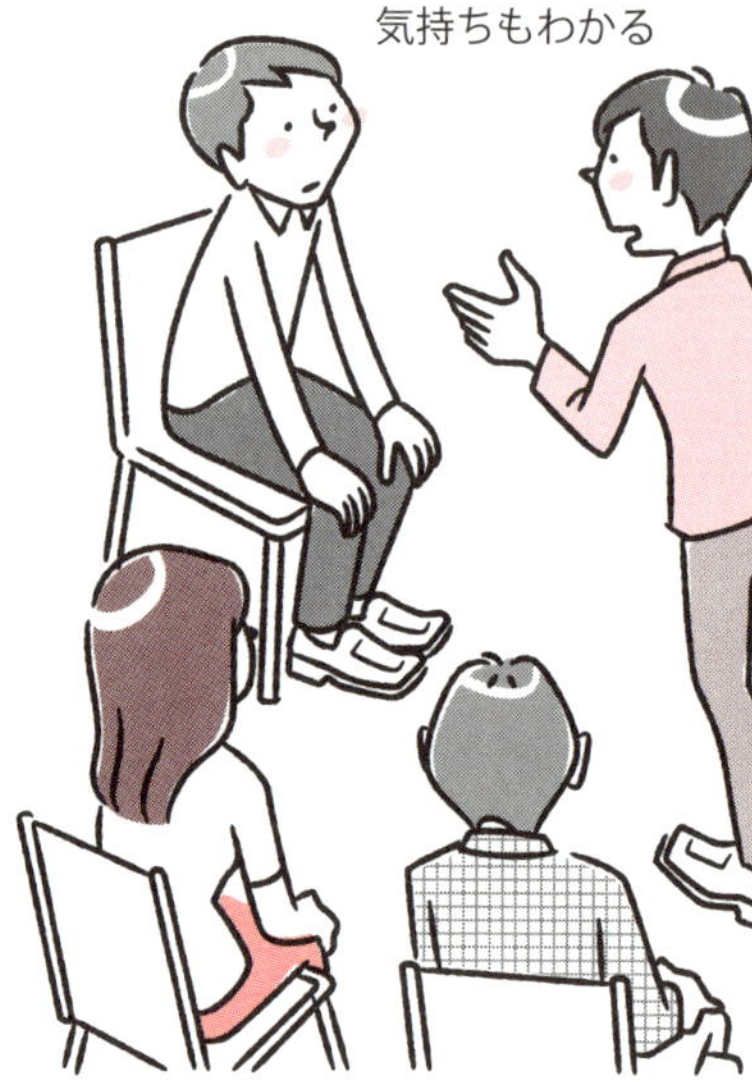

言われたほうの気持ちもわかる

例

ディスカッション

日常生活で困ったことや感じたことをテーマに話し合う。考えを共有して、自己理解の一助とする。また、場に合った話し方、話題の選び方など、会話のスキルを学ぶ

↓

臨床心理士などが司会役。「友達ってなに」などのテーマについてみんなで話し合うこともある

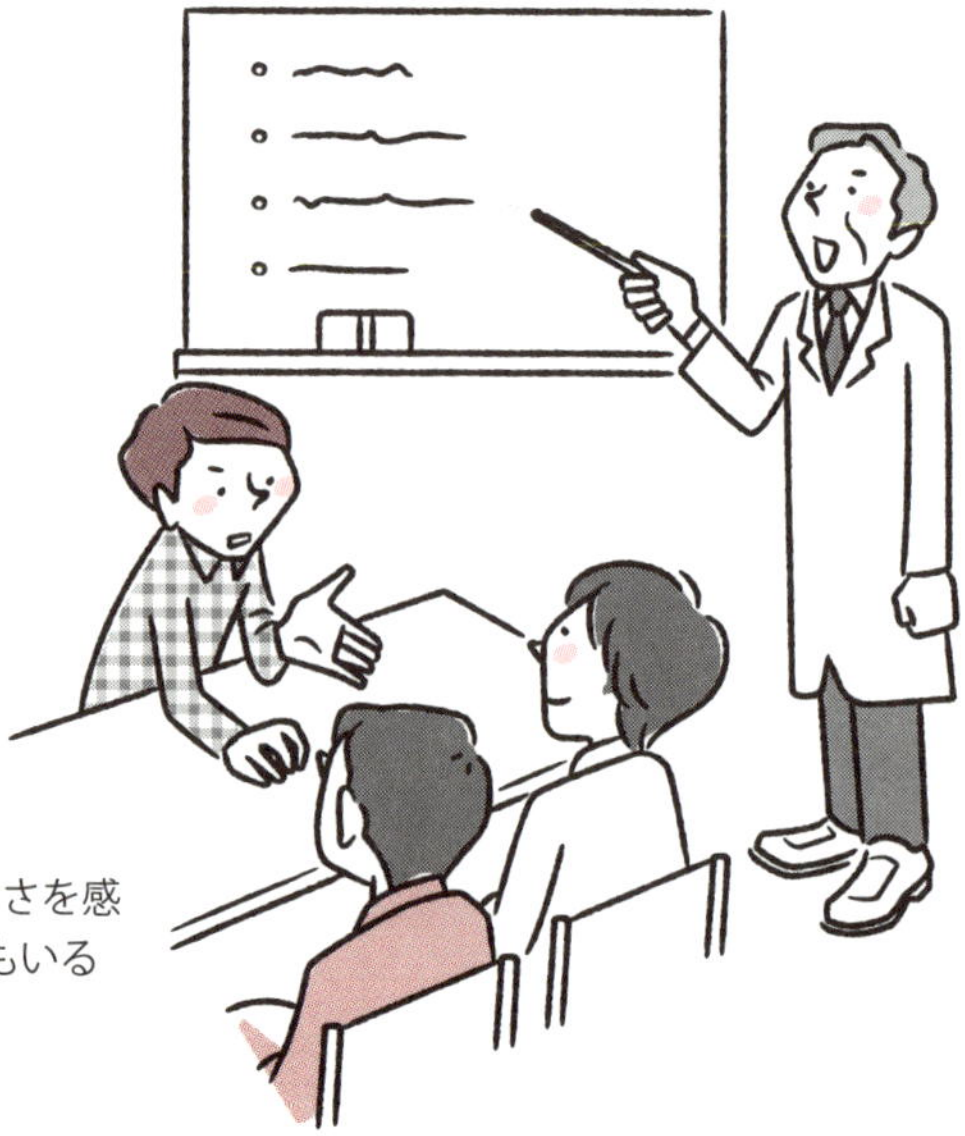

「仲間と話す楽しさを感じた」という人もいる

烏山病院の デイケアのプログラムの進み方

昭和大学附属烏山病院では、2008年から発達障害者向けのデイケアをおこなっています。外来からデイケアへつなげていきます。最初に発達障害専門プログラムを受け、その後、個人に合わせて生活支援コースか就労準備コースに進みます。

スタッフ

医師をはじめ、看護師、臨床心理士、精神保健福祉士、作業療法士などが入る

外来

成人発達障害の専門外来がある

↓

発達障害専門プログラム

自己理解、集団に慣れる、基礎的なコミュニケーションなどを学ぶ
→P90

内容例
あいさつをする
相手の気持ちを考える
ストレスについて

↓

生活支援コース

レクリエーションや軽作業を通して、生活リズムを整えること、仲間をつくることを目指す。発達障害以外の人も参加している

内容例
調理（献立決めから）
軽スポーツ
地域のゴミ拾いなど奉仕活動

↓

就労準備コース

パソコン操作などのハードスキルを身につけている人は多いので、デイケアでは、ソフトスキルを身につける。例えばコミュニケーションスキル、主体性、協調性、ストレスケアなど

内容例
大人の作法
認知行動療法
イベントの企画・運営

↓

就職活動／就労支援機関へ

実際にやってみることが大切。ハローワークや支援機関と連携し、企業見学や実習をおこなう。就労移行支援事業所などのプログラムに移行する人もいる

↓

就職

プログラム修了者のほうが就労に至る確率は高い

社会に適応するスキルを身につける

自閉スペクトラム症には薬物療法がなく、治療法としてもっとも有効なのはＳＳＴなどをプログラムに組み込んだデイケアです。

医療機関のほか、精神保健福祉センターなどの支援機関などで、デイケアをおこなうところが徐々に出てきました。「復職支援プログラム」として発達障害者向けのデイケアをおこなっているところもあります。

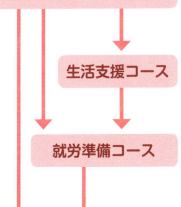

自閉スペクトラム症専門プログラム

烏山病院の 発達障害専門プログラムの流れ

自閉スペクトラム症の支援が必要な程度によってグループ分けしている。それぞれデイケアを受ける曜日が決まっている。1回3時間程度のプログラム。

朝の会	ひとりずつ近況報告などの発言をする。バイトに採用された、最近みた映画など、自由に
ウォーミングアップ	軽い運動やゲーム、レクリエーションなどを通じてリラックス。また、コミュニケーションスキルを身につけ、協調性を学ぶ目的もある
プログラム	休憩をはさみ、前半と後半に分けてプログラムをおこなう。各回ごとに決められたテーマを話し合ったり、全20回のコミュニケーション・トレーニング（→P91）を進めたりする
帰りの会	学んだことや感想をひとりずつ発言する。次回のディスカッションのテーマを決める。朝の会と帰りの会の司会役は参加者が順番に受けもつ

烏山病院の 生活支援コース、就労準備コースの１日の流れ

両コースとも午前・午後を通したデイケアで、プログラムの内容は違うが、１日の流れは共通している。適宜休憩をとりながら進める。統合失調症など発達障害以外の人も参加。

朝の体操／朝のミーティング	軽い体操をする。ひとりずつ近況報告などの発言をする
午前のプログラム	生活支援コース：手工芸、散歩、ガーデニングなど 就労準備コース：大人の作法、委員会活動（メンバーが所属する、環境委員会、デイケア便り委員会などの活動）
昼のプログラム	昼食後にカラオケ、パソコンなど。任意参加
昼の体操	軽く体をほぐしてから午後のプログラムに進む
午後のプログラム	生活支援コース：調理、音楽、陶芸などのグループ活動、奉仕活動など 就労準備コース：イベントの企画・運営、対人関係についてのディスカッションなど
帰りのミーティング	学んだことや感想をひとりずつ発言する

プログラムは全二〇回＋一回

烏山病院の発達障害専門プログラムは、自閉スペクトラム症用とADHD用それぞれがありますが、自閉スペクトラム症のプログラムは全二〇回、家族向けが一回です（下記）。

このプログラムの効果が認められ[＊1]、現在はインターネット上や出版物で内容を公開しています[＊2]。医療機関や支援機関などで導入できるようになりました。

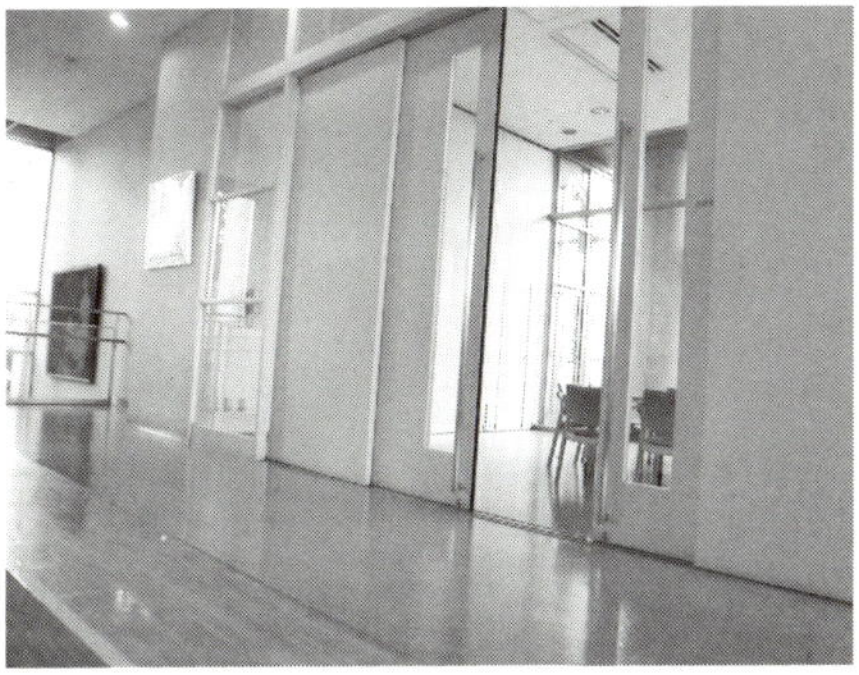

デイケア専用の棟は明るく開放的。
各階にいくつかの部屋がある

烏山病院の 全20回＋1回の内容

コミュニケーション・トレーニング。テキストに沿って進める。いずれも、ロールプレイングやディスカッションをおこなう。

回数	内容	回数	内容
1	オリエンテーション／自己紹介	11	上手に頼む／断る
2	コミュニケーションについて	12	社会資源を活用する
3	あいさつをする／会話を始める	13	相手への気遣い
4	障害理解／発達障害とは	14	アサーション（非難や苦情への対応）
5	会話を続ける	15	ストレスについて
6	会話を終える	16	ピア・サポート②
7	ピア・サポート①	17	自分の特徴を伝える①
8	表情訓練／相手の気持ちを考える	18	自分の特徴を伝える②
9	感情のコントロール①（不安）	19	相手をほめる
10	感情のコントロール②（怒り）	20	振り返り／卒業式

家族向けプログラムを1回実施

＊1　平成25／26年度厚生労働省障害者総合福祉推進事業にて検証。→P94
＊2　指定課題8-厚生労働省　https://www.mhlw.go.jp/stf/seisakunitsuite/bunya/0000099378.html。また、星和書店から『大人の自閉症スペクトラムのためのコミュニケーション・トレーニング・マニュアル』として発行されている

デイケア②

効果が認められ、実施する医療機関が増加

烏山病院で始めた自閉スペクトラム症のデイケア。就労をめざすことだけが目的ではなく、なにより、本人の心が安定したという声が多く聞かれます。

心が安定する

デイケアをおこなった結果、もっとも期待できる効果は、心の安定です。

孤立感をかかえている

友達ができにくく、いじめられた経験があるなど、子どものころから孤立しがち。大人になってもコミュニケーションの障害ゆえ、孤立感をもちやすい

↓

心が安定する

自分と同じ困難がある人たちを知り、語り合うことで心が安定する。コミュニケーションスキルや社会適応スキルなども身につくので、自尊心の回復などの効果もある

↓

就労に結びつくことも

心の安定は仕事をするうえで必要。デイケアに参加した結果として就労に結びつくこともある。また、デイケアに参加して初めて、企業実習ができることを知ったという人もいる

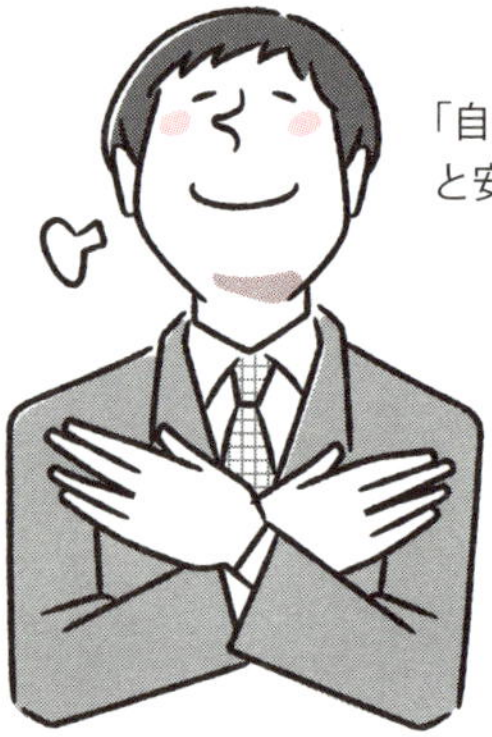

「自分だけじゃなかった」と安心する

集団でやることに意味がある

コミュニケーションの文化が全く異なる国にいれば、人との接し方がわからず徐々に孤立感を深めていくでしょう。自閉スペクトラム症の人もそのような感じ方をしているうえ、周囲を見る力が弱いので、自分と同じような困難を抱えている人がいることに気づいていません。デイケアで初めて自分ひとりではないと気づくのは、心の安定につながります。その意味では、集団でやることに意味があるといえるでしょう。

自己否定感や落ち込みが軽減し、「生きがい」を感じるようになった人もいます。

就労して働きつづけるために

自閉スペクトラム症の人のなかには、他者への信頼感が低い人がいます。これまで、いじめられたり、失敗したりといった環境で育ってきて、人を信頼してもあまりいい経験をしていない、という背景があるようです。周囲に対して過度の敵対心を抱く人もいます。

社会では、円滑な人間関係を築く力が求められます。そのためには、ある程度の自己評価と他者への信頼感が共存していなければならないでしょう。

仲間ができれば信頼感は回復する

他者を信頼した結果いい経験をする積み重ねで、信頼感は回復していきます。デイケアでは仲間をつくることができます。慣れてくれば雑談して笑いあえる仲間です。烏山病院では、デイケアを卒業してから長年の付き合いになり、「一緒に飲みに行ったりします」というグループもあります。

デイケアだけでなく、支援者や自助グループでもいいのです。人との出会いと環境の変化で、自閉スペクトラム症の人は、変わっていく可能性があるのです。

効果の感じ方

デイケアの効果を検証したところ、さまざまな声が聞かれました。

本人

- 居場所があると感じる
- 友人や知人に支えられていると感じる
- 対処法を知ることができる
- 生きがいを感じる

医療機関

- ＱＯＬ（生活の質）が改善した
- 症状が軽減した
- コミュニケーションスキルが改善した
- 社会機能、共感性ともに良い変化が見られた

発達障害専門プログラムの広がり

発達障害専門プログラムを実施している医療機関は徐々に増え、現在は 30 以上にのぼっています。通院を考えるなら、以下で確認してみましょう。

成人発達障害支援学会
http://square.umin.ac.jp/adult-asd/
2019 年 3 月現在

家族ができること

特性を理解し、苦手なところを手助けする

社会に出るようになって、なぜかうまくいかずに悩むのは、本人だけでなく家族も同じです。発達障害の特性や本人との関わり方など、わからないことばかり。就労の問題も大きな悩みでしょう。

本人への関わり方のバランスが難しい

心配ゆえに過剰に世話を焼くと、本人のできる部分までつぶしてしまったり、本人とぶつかったりすることがあります。一方、もう大人なのだからと本人に任せると、「なぜやらないのか」とイライラすることにもなりかねません。

どこが発達障害によるものなのかという知識をもっていないと、関わり方のさじ加減がうまくいきません。まず特性を理解するところからがスタートでしょう。

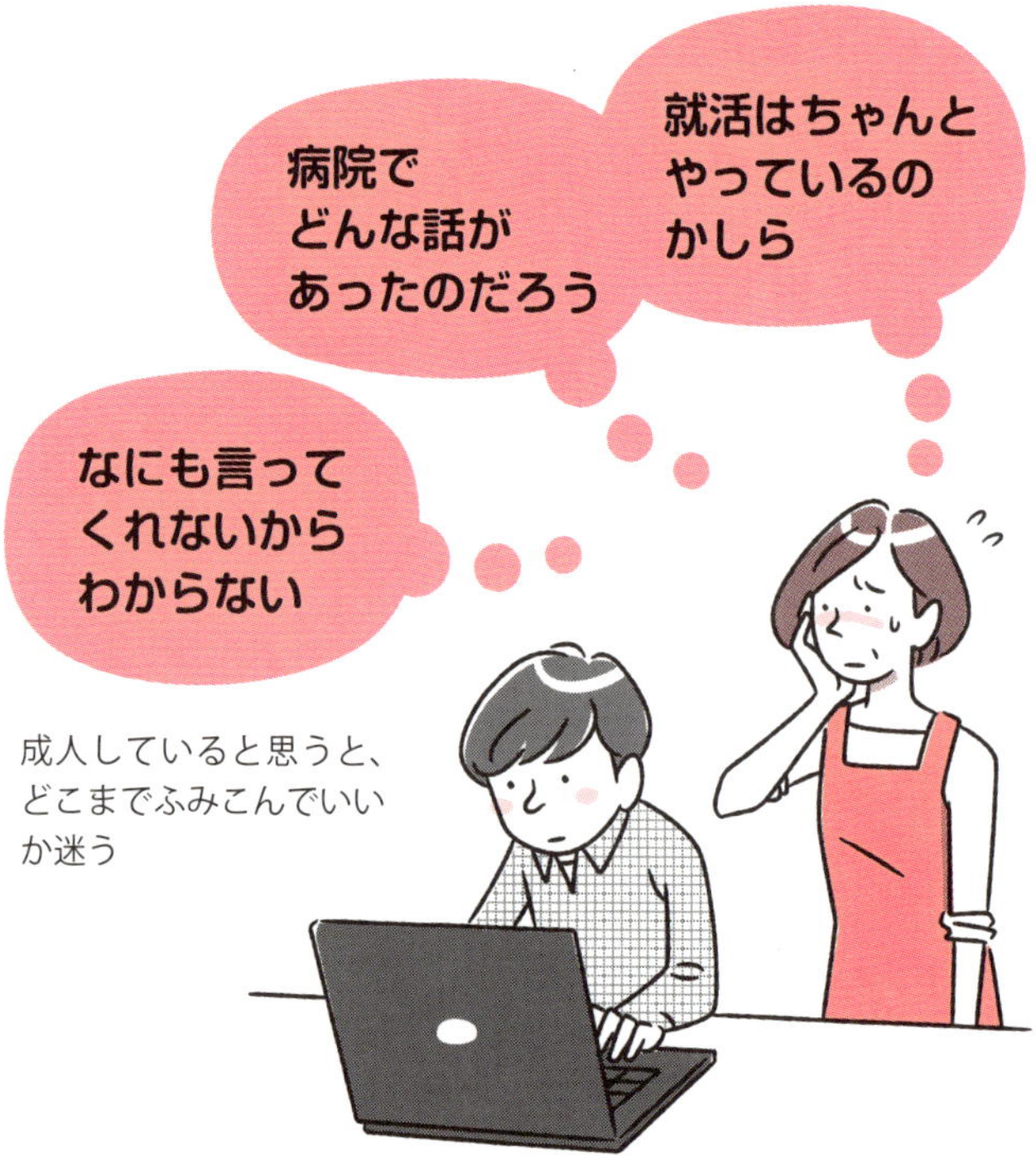
就活はちゃんとやっているのかしら
病院でどんな話があったのだろう
なにも言ってくれないからわからない
成人していると思うと、どこまでふみこんでいいか迷う

本人が取り組んでいること

就労に向けて、本人も努力しています。

❶自分の特性を知り、就労に関することは相手に伝える
❷就労をイメージしづらいので、実習などを活用する
❸円滑なコミュニケーションを身につけるのは困難。スキルとして獲得する

孤立しやすいので、周囲の理解と支援が必要

家族は、本人を責めず、焦らせず、支援します。100%できたときにだけ評価する（ほめる）のではなく、25%でもほめましょう。

家族ができること

特性を認識していないと、本人の努力不足など、気持ちの問題だと考えがちです。「やらない」のではなく「できない」ことがあると理解しましょう。できないところへの手助けは必要です。特に、支援につなげていくことに、家族の手助けを要することが多いのです。

家族の会へ参加するのも

烏山病院では自閉スペクトラム症のデイケアに参加している方の家族を対象にした会があり、情報交換や相談の場になっています。

病院やクリニックが家族の会を運営しているところは少ないのですが、市町村など行政が会を設けていることがあります。会ごとの特徴があるので、参加を考えるなら、まず見学をするなど、自分に合っているかどうかを見てみましょう。

まず理解したいこと

1 身体障害と異なり、目に見えないので理解しにくい

2 特性が本人のやる気のなさや努力不足のように見える（行動を起こしにくいのも特性のひとつ）

3 なにか困難があると、本人は「自分が問題」、周囲は「本人が問題」と捉えてしまう

4 特性による困難には支援が必要

発達障害の特性だと理解することが大切

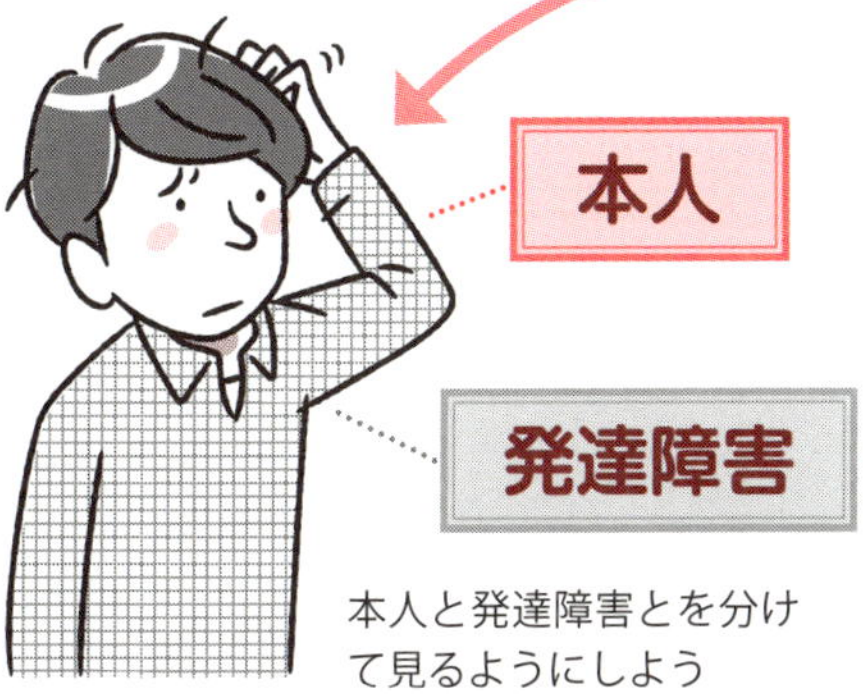

本人と発達障害とを分けて見るようにしよう

できない部分を手助けする

すべてできないわけではなく、できることとできないことのバランスがとれていない。大人になってもできないことがあるのが発達障害

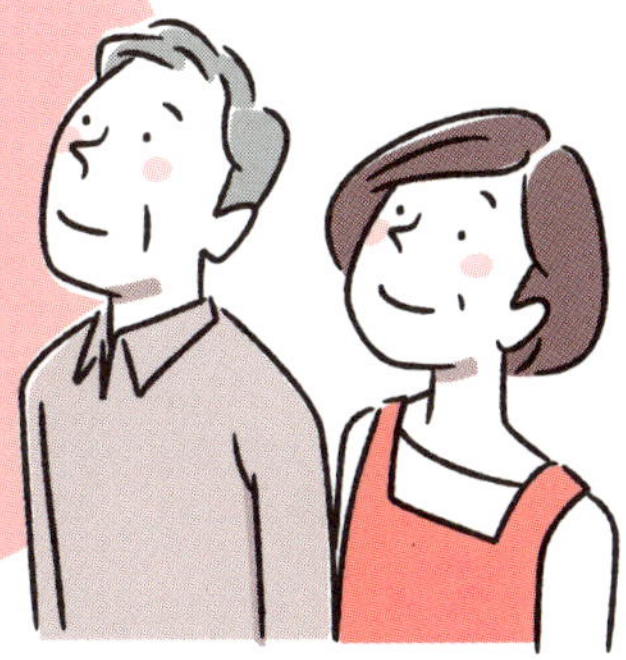

家族だけで抱え込まない

うまくいかないことで自分たちを責めないでください。本人から助けを求められて回答に困ったら保留にして支援者を頼ってもいいのです。医療や福祉、行政などの支援の情報を得て、利用しましょう。

支援を受けながら働きつづけよう

就労するための支援のほか、就労したあと、働きつづけられるような支援もあります。こうした社会資源を知っておきましょう。なお、利用には、手帳の取得が必要なものもあります。

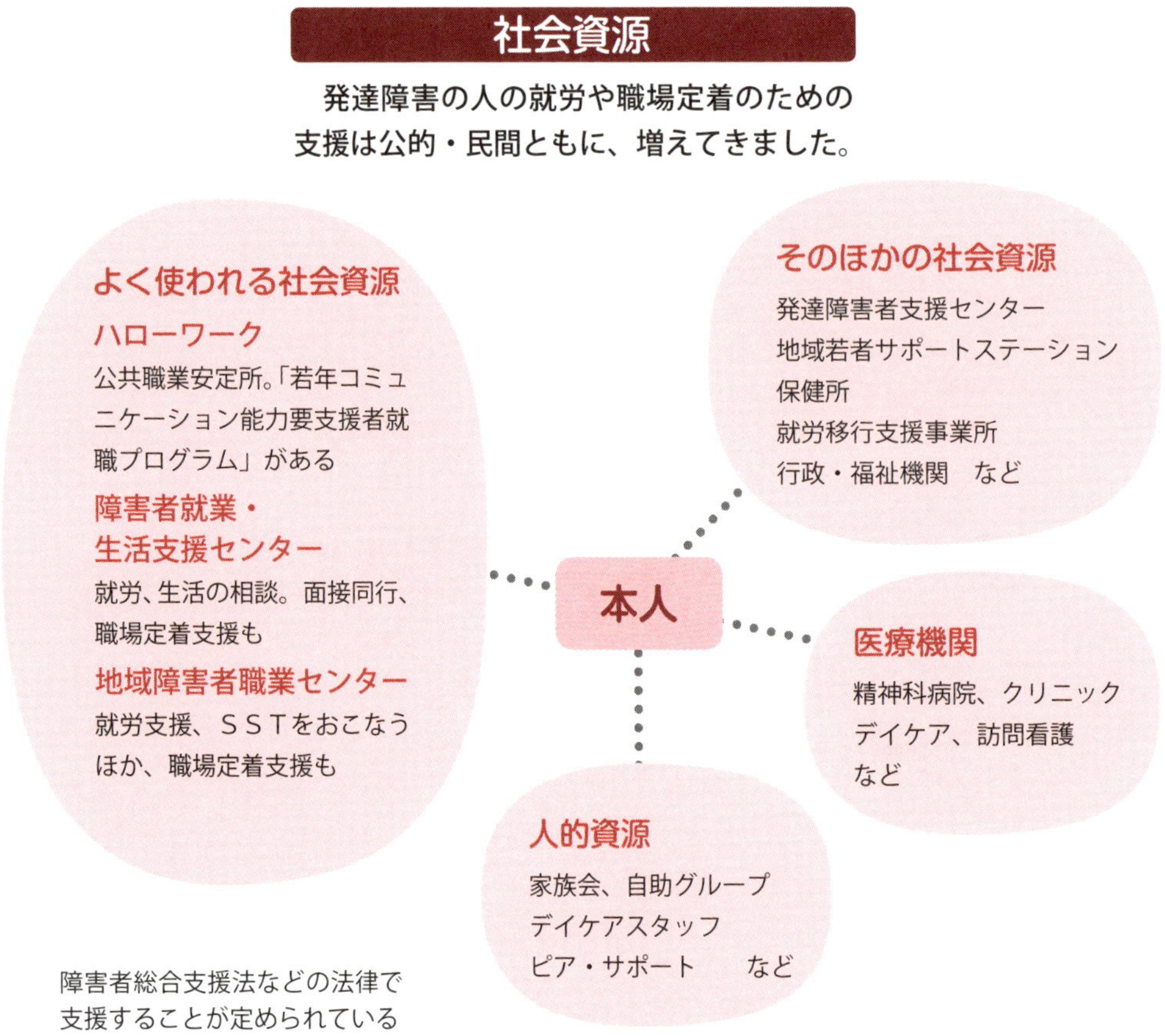
社会資源
発達障害の人の就労や職場定着のための
支援は公的・民間ともに、増えてきました。
よく使われる社会資源
ハローワーク
公共職業安定所。「若年コミュニケーション能力要支援者就職プログラム」がある
障害者就業・生活支援センター
就労、生活の相談。面接同行、職場定着支援も
地域障害者職業センター
就労支援、ＳＳＴをおこなうほか、職場定着支援も
障害者総合支援法などの法律で支援することが定められている
本人
そのほかの社会資源
発達障害者支援センター
地域若者サポートステーション
保健所
就労移行支援事業所
行政・福祉機関　など
医療機関
精神科病院、クリニック
デイケア、訪問看護
など
人的資源
家族会、自助グループ
デイケアスタッフ
ピア・サポート　など

就労して働きつづけるために

障害がある人の就労を支援する機関には、ハローワークや障害者就業・生活支援センターなどがあります。こうした機関では、職業の紹介のほか、適性相談、研修などをおこない、多面的に障害者を支えています。医療機関や職場と連携していることもあります。

また、就労後には、一定期間試験的に働いてみる「トライアル雇用」や、企業と本人とをつなぐ「ジョブコーチによる支援」もあります。いずれも障害者就労で利用できるしくみです。

就職活動をする際には、一般就労にするか障害者就労にするか、よく考えましょう。

職場定着支援

本人と企業との調整役として、ジョブコーチがいます。

本人への支援

職場に出向き、本人によりそいながら、仕事や人間関係を円滑にするための相談、助言などをおこなう

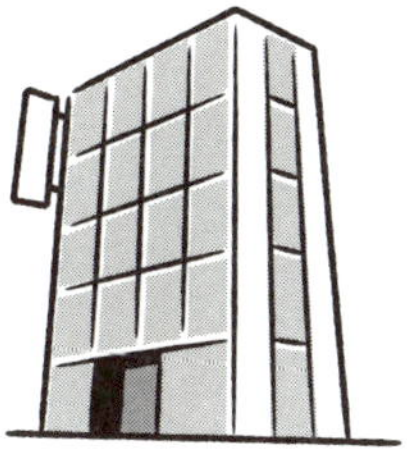

職場への支援

事業主や人事担当者などへ、障害者の特性に配慮した雇用管理や業務指示方法を助言。上司や同僚などへも具体的に助言

障害者就労

精神障害者保健福祉手帳を取得し、就労する際に「発達障害があること」を雇用主に告げて就労すること。一般就労は告げずに就労すること

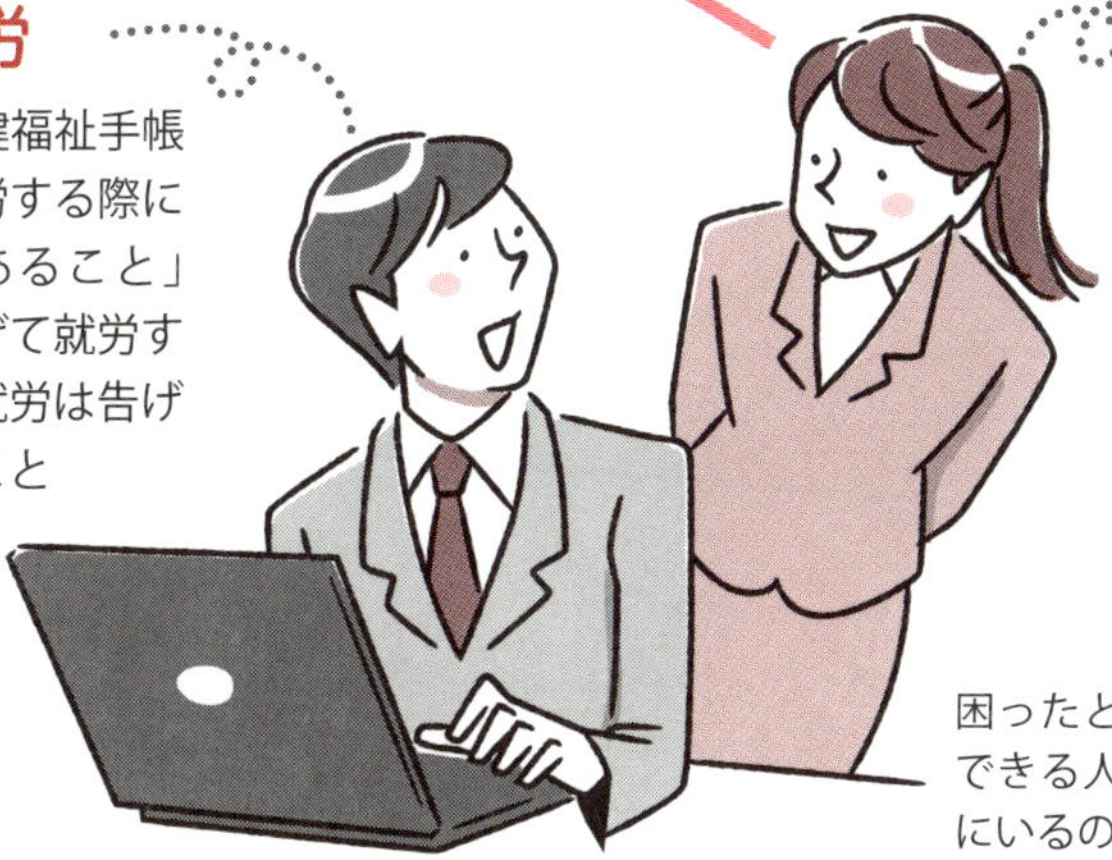

ジョブコーチ

障害のある人が就労したとき、数ヵ月間、職場に同行してサポート。その後も定期的に相談、連絡調整などをおこなう。主に地域障害者職業センターから派遣

困ったとき相談できる人が身近にいるのは安心

障害者就労

メリット

面接に同行してもらえる
仕事上の配慮が得られる
障害のことを知ってもらえて安心

デメリット

仕事内容が限られる

一般就労

メリット

求人数が多い
仕事内容が限られない

デメリット

障害のことが知られる不安がある
仕事上の配慮が得られない

特例子会社とは

障害者を雇用する目的で設立された会社です。一般的な企業に比べると、特性に合ったサポートが得られる利点があります。ただ、企業数が少ないので求人数も少ないのが実情です。

コラム

より確実に。診断法と治療法の研究が進む

診 ＝診断法の研究　治 ＝治療法の研究

実用化まではまだ時間が必要

発達障害の研究は進み、脳の活動の結合のパターンが健常者とは違うことが徐々にわかってきました。診断法にも治療法にも活用できそうですが、研究段階なので、まだ臨床では使えるところまではいっていません。

診

アイ・トラッカー

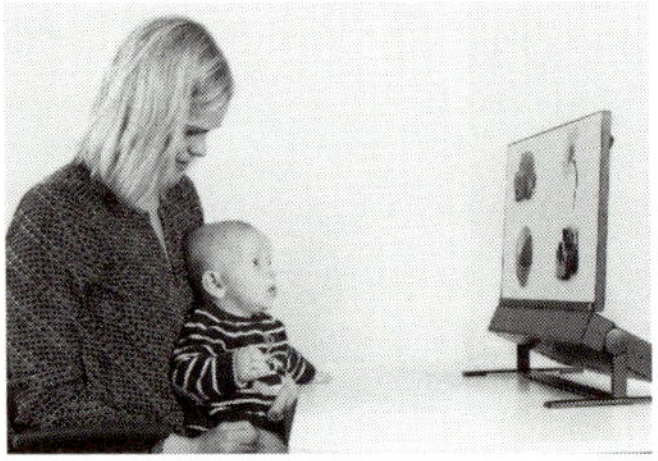

視点がどこにあるかを調べると、発達障害の人は健常者と違う。これを応用すると診断に役立つ可能性がある

子どもでも違いが出るので、発達障害の早期発見ができるようになるかも

診

MRI

発達障害者は健常者とは脳の活動やつながりのパターンが違う。それを見ることで発達障害の診断に役立つ可能性がある。ただ、個体差が大きく、実用にはまだ時間がかかる

治

ニューロフィードバック

脳の活動状態をフィードバックすることで、自分の脳の状態をコントロールできるようにトレーニングする。まだ仮説の段階

治

磁気刺激療法

磁気コイルを頭部に当てて電流を流し、脳内の神経細胞を刺激する方法。うつ病の治療に効果が認められており、発達障害の治療法として応用できないか研究中

治

オキシトシン

オキシトシンというホルモンを薬として用いる研究がある。社会性の改善に有効性を指摘する報告が出てきているが、まだ実証されるまでには至っていない。今後の研究しだいで、治療の一助になる可能性はある

■ 監修者プロフィール

太田晴久（おおた・はるひさ）

昭和大学附属烏山病院発達障害医療研究所講師。2002 年昭和大学医学部卒業。昭和大学精神医学教室に入局し、精神科医師として勤務。2009 年より昭和大学附属烏山病院にて成人発達障害専門外来を担当。2012 年より自閉症の専門施設である UC Davis MIND Institute に留学。2014 年より現職。成人を中心とする発達障害の診療と研究を進め、講演会なども多数こなしている。

■ 監修協力

横井英樹（よこい・ひでき）

昭和大学附属烏山病院発達障害医療研究所　臨床心理士

五十嵐美紀（いがらし・みき）

昭和大学附属烏山病院発達障害医療研究所　精神保健福祉士

- 編集協力　オフィス 201（新保寛子）
- カバーデザイン　岡本歌織（next door design）
- カバーイラスト　徳丸ゆう
- 本文デザイン　南雲デザイン
- 本文イラスト　小野寺美恵　千田和幸

健康ライブラリー

職《しょく》場《ば》の発達障害《はったつしょうがい》

自《じ》閉《へい》スペクトラム症編《しょうへん》

2019年4月9日　第1刷発行

監　修	太田晴久（おおた・はるひさ）
発行者	渡瀬昌彦
発行所	株式会社 講談社 東京都文京区音羽２丁目12-21 郵便番号　112-8001 電話番号　編集　03-5395-3560 販売　03-5395-4415 業務　03-5395-3615
印刷所	凸版印刷株式会社
製本所	株式会社若林製本工場

N.D.C.493　98p　21cm

©Haruhisa Ohta 2019, Printed in Japan

定価はカバーに表示してあります。
落丁本・乱丁本は購入書店名を明記のうえ、小社業務宛にお送りください。送料小社負担にてお取り替えいたします。なお、この本についてのお問い合わせは、第一事業局学芸部からだとこころ編集宛にお願いいたします。本書のコピー、スキャン、デジタル化等の無断複製は著作権法上での例外を除き禁じられています。本書を代行業者等の第三者に依頼してスキャンやデジタル化することは、たとえ個人や家庭内の利用でも著作権法違反です。本書からの複写を希望される場合は、日本複製権センター（03-3401-2382）にご連絡ください。Ⓡ〈日本複製権センター委託出版物〉

ISBN978-4-06-515331-4

■ 参考資料

加藤進昌監修『大人の自閉症スペクトラムのためのコミュニケーション・トレーニング・マニュアル』（星和書店）

『最新醫學別冊 診断と治療のＡＢＣ 130 発達障害』（最新医学社）より
五十嵐美紀、横井英樹ほか
「発達障害成人のグループトレーニングの実践」

岩波明『発達障害』（文春新書）

公益財団法人パブリックヘルスリサーチセンター主催
第 6 回健康教育研修会　太田晴久講演
「職場における発達障害―障害特性の理解に基づく支援―」

平成 25 年度東京都発達障害者支援体制整備推進事業
シンポジウム
「成人期支援の取組みについて」より
加藤進昌「成人の発達障害専門外来とリハビリテーション」

■ 写真協力

トビー・テクノロジー株式会社（P98）

講談社　健康ライブラリー　イラスト版／スペシャル

大人の発達障害
生きづらさへの理解と対処

精神科医
市橋秀夫　監修

会話の仕方、仕事の選び方、働き方……
もう、職場で困らない、人間関係に悩まない

定価　本体1300円（税別）

新版　大人の発達障害に気づいて・向き合う完全ガイド

臨床心理士・臨床発達心理士
黒澤礼子　著

すぐに使える「記入式シート」で
発達障害の傾向と対応策がわかる。

定価　本体1300円（税別）

「大人のADHD」のための段取り力

司馬クリニック院長
司馬理英子　監修

頻発する遅刻や忘れ物、片づけられない……
5つの課題に取り組んで段取り力を身につけよう！

定価　本体1300円（税別）

発達障害の人が長く働き続けるためにできること

メディカルケア虎ノ門院長
五十嵐良雄　監修

自分の特性を理解して、会社を辞めずに仕事を
続けていく方法を徹底解説。豊富なケース例も参考に。

定価　本体1300円（税別）

イライラしない、怒らない　ADHDの人のためのアンガーマネジメント

NPO法人えじそんくらぶ代表
高山恵子　監修

怒りをコントロールできれば心が落ち着き、人間関係もうまくいく！

定価　本体1300円（税別）

女性のアスペルガー症候群

どんぐり発達クリニック院長
宮尾益知　監修

男性とは違う「生きづらさ」に悩む女性のアスペルガー症候群。
女性特有の悩みの特徴から対応・支援のコツまでを徹底解説！

定価　本体1300円（税別）

講談社　こころライブラリー　イラスト版

境界性パーソナリティ障害の人の気持ちがわかる本

ほづみクリニック院長
牛島定信　監修

本人の苦しみと感情の動きをイラスト図解。周囲が感じる
「なぜ」に答え、回復への道のりを明らかにする。

定価　本体1300円（税別）

強迫性障害に悩む人の気持ちがわかる本

なごやメンタルクリニック院長
原井宏明　監修

不安とこだわりの病を内面から理解し
回復に導く。体験談も数多く掲載！

定価　本体1300円（税別）